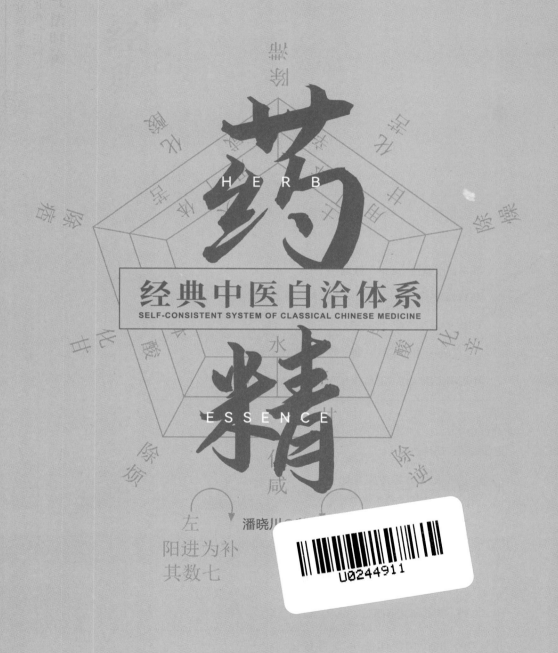

药精
HERB
ESSENCE

经典中医自洽体系
SELF-CONSISTENT SYSTEM OF CLASSICAL CHINESE MEDICINE

潘晓川

天津出版传媒集团

天津科学技术出版社

图书在版编目（CIP）数据

药精 / 潘晓川著 . -- 天津：天津科学技术出版社，
2023.7

ISBN 978-7-5742-1359-3

Ⅰ . ①药… Ⅱ . ①潘… Ⅲ . ①中医学 Ⅳ . ① R2

中国国家版本馆 CIP 数据核字（2023）第 114402 号

药精

YAO JING

责任编辑：胡艳杰

出　　版：	天津出版传媒集团
	天津科学技术出版社

地　　址：天津市西康路 35 号

邮　　编：300051

电　　话：（022）23332695

网　　址：www.tjkjcbs.com.cn

发　　行：新华书店经销

印　　刷：天津印艺通制版印刷股份有限公司

开本 710×1000　1/16　印张 10.75　字数 90 000

2023 年 7 第 1 版第 1 次印刷

定价：140.00 元

自 序

中医临证有三个境界：对症论治，属于术的层次；辨证论治，属于法的层次；辨气论治，属于道的层次。辨气论治是本作者根据"无问其病，以平为期"理念，在 2016 年提出的概念。

在研读《黄帝内经》（以下简称《内经》）、《难经》的过程中，从未见"辨证论治""四诊合参"等字样，经考证，发现这些耳熟能详、被认为是中医最具特色的学术精髓的提法，皆为后世所为。而"色脉"二字，却随处可见，如：《素问·移精变气论》中"色脉者，上帝之所贵也，先师之所传也"、《素问·五藏生成篇》中"能合脉色，可以万全"等。

"辨气论治"是比"辨证论治"更高层次的思想和方法，它不以消除症状为目的，而是以"气平"为目的，诊断以脉诊为主，治疗以调气为目的，完全摆脱了"形"的制约。由于证是气运行的结果，直接调气，所以可以达到不治证而症消的目的。《灵枢》中的针脉体系和《伤寒论》中的"平脉辨证"等，皆属于"辨气论治"。然而，现代中医界弱化了"气"的概念，使调气的技术方法随之缺失。

"辨气论治"是经典中医自洽体系的基本特征之一，体系中有如下四种技术，皆围绕调脉而设计。

针灵，以《灵枢》为指导思想的营卫调脉针法。

灸魂，以《难经》为指导思想的营卫调脉灸法。

药精，以运气学为指导思想，以《汤液经》（或称《汤液经法》）25 药精及一气周流药精为基础的营卫调脉药法。

琴神，以《灵枢》五音理论为指导的古琴、古筝调脉法。

"辨气论治"不追求症状的消除，只要调气，有无症状皆可，有症状则排病，没症状则治未病，是经典中医"至简"之法，强化了"气"的概念，也发掘整理出调气古法。

经典中医自洽体系的普及，是引领中医回归"气"领域，正本清源的一场复兴运动。在过去的 6 年中，针灵在技术层面为一批医生和爱好者提供了切实有效的诊疗方法，更重要的是带来一种思想，从天文学、易经、哲学、医史等方面论证了中医的"本体论"思想，揭示了经典中医发展的内在规律和特性。由此总结出经典中医"由道而术""终极理论"等特殊规律。经典中医自洽体系在全球范围的迅速普及，为全面继承经典中医，回归经典中医提供了理论基础和技术保障。

潘晓川
2018 年底于温哥华

原《自序》

中医在临床上有着不可比拟的优越性，对这一点，熟知经典的中医师知道，受益的患者知道。取效易，明理难，为了做一个"明医"，经过多年潜心研究，以经典中医、易经和现代天文物理学为理论支柱，终于在 2013 年初建立了经典中医自洽体系。经典中医自洽体系至今已完成三本书：

《图说经典中医》（英文版）、《针灵》和《药精》。

建立这个体系的目的，是为有志于明了中医奥秘的中医同道，开辟一条新途径。希望借助这一认知方法，可以极大地改变中医现状，真正实现中医现代化。这个现代化，不是削足适履式地把中医阉割成"科学"，而是以人类对世界最先进的认知来重新认识中医。

所谓"自洽"，就是自圆其说，是科学的前提；所谓体系，就是以天地人的统一场为框架的系统医学。太极是宇宙双螺旋结构的模型，河图为太极的数理模型，这个思路在整个体系中贯穿始终，一脉相承。

本体系针药技术特点：操作简单，疗效可靠，独立性强，说理明确。其针脉、方脉体系沿用古中医脉为气的窗口、脉诊为四诊之首的思路，平脉施治，脉中有穴，脉中有方，通过针、药改造脉象而达气治，从而跨越了繁杂的局部症状表象。系统内实现了客观化、标准化。

经典中医自洽体系建立过程中，得到了很多同行的鼓励和启发，比如我参加了几次国际脉诊会议，真切地体会到了针和药对脉的作用，恕不在这里一一致谢。本书所有资料都来源于公开途径，作者没有任何新发明，能让作者感到欣喜的，是这些海内外不同来源的资料，不同的年代，不同的认识，竟然可以用一个双螺旋场概念贯穿始终，从而建立了经典中医自洽体系。这个体系是开放的，希望更多有识之士，本着"古意新知"的精神，共同努力使之完善。

潘晓川
2014 年元月于维多利亚

目录 / contents

第一章：立体太极河图

『第一章』
立体太极河图

世界万物，大到宇宙，小到量子，都以同一形式运动，那就是双螺旋运动。支配这种运动背后的力量，就是太极规律。太极规律大而无外，小而无内。《素问·阴阳离合论》："阴阳者，数之可十，推之可百。数之可千，推之可万。万之大，不可胜数，然其要一也。"对阴阳的探索，就是对宇宙本源的探索，太极阴阳规律即是宇宙的根本规律。所以，"阴阳者，天地之道也，万物之纲纪，变化之父母，生杀之本始，神明之府也"。中国古人对太极规律的自觉应用，催生了经典中医。

河图是太极的数量模型，是数理化太极，也是设计经典中医体系的蓝图。立体河图，同样反映双螺旋之结构和运动规律。依据立体太极、立体河图构建的自洽理论体系，建立针药调脉系统，就是经典中医自洽体系。依据立体太极、立体河图这一思路，贯穿理、法、方、药、针、脉，重现经典中医平脉施治，真正做到"一脉相承"。

现代物理学对物质世界的认识，从牛顿的经典力学，到爱因斯坦的相对论，经历了大变革。最重要的发现是，"场"也是物质。根据近距作用的观点，所谓"实在的"物体相互作用，实际上都是借助场来实现的。要想改变物质的状态，可以通过改变其物质的场而达到目的。这一思想和中医调气治病的指导原则不谋而合。爱因斯坦的物质观和霍金的时空观，竟然和中医如此相近。如果说，西医是在经典力学的层次上以人机体为主体研究对象的学科；则中医即是在现代物理学的层次上以人体"气场"为主体研究对象的学科。李约瑟充分地认识到了这一点："中国在尚未产生一个'牛顿型'的宇宙观之前，先来了一个'爱因斯坦'型的宇宙观。"

经典中医，特指以中国古天文学为背景，以道一元论的三分法为哲学基础，由道而术发展起来的气化医学。它以象数思维为特点，治疗上以调"气"为核心，以脉诊为重要诊断手段，是汉唐时期发展成熟的独特医疗体系。

人类在进化中，探索真理的途径有三：科学、哲学和宗教。科学方法最确切，宗教方法最粗略，哲学方法在两者中间。在近代 500 年来，人类仅仅知道用科学方法来探测自然最有效，于是也用此来探索思维、精神的领域。事实上，人类仅仅知道经典力学所建立的科学试验方法，进而用这种方法来探索一切人类未知的领域，上至天文学，下至人的思维、精神、心理、意识等领域。当科学家在新的领域遇到困难时，如在量子力学的领域，除了使用自然科学的方法外，人类只能用逻辑思维、哲学猜测的方法，有根据地推导出结果。

经典中医是宏观医学，在其产生并发展的时代，采用思辨的方法结合验证方法来认识天、地、人，是其唯一选择。在宏观世界中，人类对真理的认知和知识的获得，需要高度的哲学思考。这就是古希腊哲学家亚里士多德所讲的"归纳逻辑"。即由一种现象推导另一种现象，由个别事物走向群体事物，由特例的物质本性走向普遍的物质本性。这就是中医的取象比类研究方法产生的基础。人类应该首先从公理、公设、假定出发，直到找到反例前，始终坚信出发点的正确。根据一个普遍的原则，推导到具体的领域，然后做出判断。对微观世界认知的真理检验的原则，不再是测量或直接证明，而是预测结果和无反例出现。如果结果相符而且没有反例出现，则形成自恰系统。

自洽（或称相容、一致性）系统，就是一个公理系统，系统内没有矛盾，也就是说，没有从公理同时导出一个命题来否定其原来公理的能力。

公理，也就是经过人们长期实践检验，不需要证明同时也无法去证明的客观规律。

（1）经过人类长期反复的实践检验是真实的，不需要由其他判断加以证明的命题和原理。

（2）某个演绎系统的初始命题。这样的命题在该系统内是不需要其他命题加以证明的，并且它们是推出该系统内其他命题的基本命题。

由于公理系统可以建立一个完整的、无矛盾、满足一致性的理论体系，所以几乎所有的数学领域，甚至一些数学以外的科学领域也采用公理化体系来构造它们的理论系统。如爱因斯坦的相对论、霍金的大爆炸理论，都是基于这样的一个认识。

中医的公理有哪些呢？试举例如下。

公理	中医的哲学表述及概念
宇宙中一切物体的产生和运动，都需要能量	太极，元气
一日当中有昼夜	两仪，阴阳
一年当中有四季	四象，东南西北
大地方位分为东南西北中	五行，木火土金水
世界上的一切事物，都具有关联性	取象比类
天体的运动变化，会反映到大地上	天地相应
人是宇宙的一部分	人天相应
世界上所有的动植物有生就有死	生长化收藏
宇宙中的所有运动，皆呈圆形曲线，周而复始	圆运动，子午流注

公理是人们为了方便研究才人为设定的，某些方面也只有有了一个标准才能进行更深层的研究，这个标准就是公理，公理是独立的，不需要被证明。这些早已成为运用习惯，或在其上建立了理论体系，不便再更变；或有些是太一般性的东西，人类仍无法用现有理论推导至一般性高度（如"1+1=2"）。从这个意义上说，中医的经典，就是关于中医公理的总结，不可以再加以更改，只能在这基础上发挥。中国古代的"阴阳五行学说"实际上是一个

普适性的形式化公理系统。

以自洽系统为本质的经典中医，必须有一个大家都遵守的、稳定的思想模型，这个思想模型，就是作为其哲学基础的《易经》。有了这种稳定性，才有"经典"一词。对经典中医中任何基本问题的解答，必须符合这个模型，必须在这个自洽系统之内，否则经典中医就不是自洽系统。从系统外寻求答案，偏离中医的自洽系统，不能称为经典中医，只能称为"现代"中医，而"现代"就意味着变更，没有什么东西会永远"现代"。由此可以看出，《易经》作为经典中医哲学基础的必要性和重要性。

经典中医是独立的自洽系统，不需要其他系统来证明。中医是否科学的问题，可以休矣。

关于科学的定义至今尚未统一，因而众说纷纭。中医是否科学的争论似乎皆源于此。科学一词，可以分为广义的科学和狭义的科学。广义的科学是指人类经由经验和理性，系统地获取可靠知识的方法。中医实践是广义科学概念的一个外延，中医在春秋时期已经发展为成熟的经验科学。一门经验科学达到成熟的标志在于，它形成了完备的理论和经验、实践体系；在这样的理论和实践体系所及的视界里，大多数现象都有一个恰当的解释，并可为相应的经验、实践所证实。狭义的科学特指"现代科学"，而现代科学是以其方法学上的独特之处区别于非现代科学（或前现代科学）的讲求遵循一整套已获公认的程序，并追求数学意义上的精确知识。 按此科学定义，则中医不是科学。相较于近代兴起的科学，中医早在数千年前就已问世，让中医符合现代科学的定义，显然是不现实的，也是没必要的。

科学不等于真理，真理就是世界的本来面目，知识是人对世界本来面目认识程度的总结，科学则是人通往真理的途径之一，并非唯一途径。如果把科学当真理，那就是科学迷信。

自然现象可分两类，即普通物理经验范围之内和范围之外的自然现象。现代科学将其研究的对象定义在普通物理经验的声、光、触、味、压、痛等范围内。中医在望、闻、问、切的普通物理经验研究之外，不排斥对普通物理经验以外的"经络""气""神"等概念所指代现象的感知和理解。事实上， 世界上并无所谓超自然现象，只要是现象，都是自然现象。由于有了现代科技的局限性，才有了所谓的超自然现象。"常"仅具有统计学意义，大多数人在大多数的时候、大多数的情况下，极有可能观察到的现象便是"常规"现象；反之，便是"超常"现象。从这个意义上说，较之西医之科学，中医所反映的现象，更接近真理。

这种转变体现在中医的各个方面。客观上，强迫中国经典中医向近代西方科学转变，其结果是，经典中医受到了严重的阉割。中医在国内遇到了前所未有的可笑尴尬局面。中医的治疗对错，要由西医来评判。这种一个学科的对错，要由另一个学科评判的情况，在科学史上恐怕也绝无仅有了。为了生存，中医就要"现代化"，就要削足适履，其结果是，这个学科是否有存在的价值都成了问题。经典中医这门独立完善的医疗体系，更是差不多已经变成了绝学。

在过去的半个世纪，经典中医原有的哲学已经被取缔，取而代之的是唯物辩证法的政治哲学。有资料统计，汉唐时期的中医，懂《易经》的占85%，到了明代，只有12%。如果再统计一下今天的中医，恐怕就更不乐观了。

让我们重读《伤寒论》序，"观今之医，不念思求经旨，以演其所知，各承家技，终始顺旧，省疾问病，务在口给。相对斯须，便处汤药，按寸不及尺，握手不及足，人迎趺阳，三部不参，动数发息，不满五十，短期未知决诊，九候曾无仿佛，明堂阙庭，尽不见察，所谓窥管而已。夫欲视死别生，实为难矣。"

再读《四圣心源》序："医学盛于上古，而衰于后世。自黄岐立法，定经脉，和药石，以治民疾，天下遵守，莫之或二。于是有和、缓、扁鹊、文挚、阳庆、仓公之徒相继而起，各传其术，以博施当世，而方药至张仲景而立极。厥后皇甫谧、王叔和、孙思邈祖述而发扬之。起废痼，润枯毙，含生育物，绝厉消沴，黄岐之道，于斯为盛。

"自唐以降，其道日衰，渐变古制，以矜新创。至于金元，刘完素为泻火之说，朱彦修作补阴之法，海内沿染，竞相传习。

蔑视古经，倾议前哲，攻击同异，辩说是非。于是为河间之学者，与易水之学争；为丹溪之学者，与局方之学争。门户既分，歧途错出，纷纭扰乱，以至于今，而古法荡然矣。"

背典离经，数典忘祖，古已有之，较之当今，则小巫见大巫矣，美其名曰，中医现代化。真正的中医现代化，是在自洽系统内，用人类现有的知识去解释中医，而不是用系统外的狭义科学去改造中医。中医之理，来源于宇宙大道，属大概念，其自洽系统是开放的，可以容纳人类最新天文物理等学科的发现，发现得越多，越证明了经典中医自洽系统的完整。与经典中医相比，西医为小概念。如果一定要统一中西两种医学，则小概念应融于大概念之中。

霍金晚年，对他的黑洞理论做了修正，改为"灰洞"理论。最新"灰洞"理论认为，物质和能量在被黑洞困住一段时间以后，又会被重新释放到宇宙中。他在论文中承认，自己最初有关世界的认识是有缺陷的。以后"灰洞"理论可能还会被修正，但不论这个理论如何变化，其结果必然是越来越贴近中医的阴阳理论这一生命最高指导原则 。

经典黑洞理论认为，任何物质和辐射都不能逃离黑洞，而量子力学理论表明，能量和信息是可以从黑洞中逃离出来的。1976年，霍金称自己通过计算得出结论，黑洞形成过程中，在其质量减少的同时，还不断在以能量的形式向外界发出辐射。这就是著名的"霍金辐射"理论。但是，该理论提到的黑洞辐射中并不包括黑洞内部物质的任何信息，一旦这个黑洞浓缩并蒸发消失后，其中的所有信息就都随之消失了。

这种说法与量子力学的相关理论存在相互矛盾之处。因为现代量子物理学认定这种物质信息是永远不会完全消失的。30多年来，霍金试图以各种推测来解释这一自相矛盾的观点。霍金曾表示，黑洞中量子运动是一种特殊情况，由于黑洞中的引力非常强烈，量子力学在此时已经不再适用了。但是霍金的这种说法并没有让科学界众多持怀疑态度的学者信服。这便是所谓的"黑洞悖论"。

现在看来，霍金终于给了这个当年自相矛盾的观点一个更具有说服力的答案。霍金称，黑洞从来都不会完全关闭自身，它们在一段漫长的时间里逐步向外界辐射出越来越多的热量，随后黑洞将最终开放自己并释放出其中包含的物质信息。这样，宇宙中的暗物质和暗能量，就有了合理的解释。

灰洞对黑洞的修正，更贴近太极模型。阴阳本来就是相交的，不然，就是孤阴孤阳。如果霍金当初精通中国太极理论，应当会有机会避免"黑洞悖论"。如果按照"人之体即天之体，天之气即人之气"的认识，观察一下立体河图模型，是否可以猜想，物质和能量，应当是进入黑洞以后，穿过奇点，进入反物质宇宙循环，再返回白洞奇点，进入物质宇宙，形成"8"字形循环。而不是"灰洞"理论认为的那样，"物质和能量在被黑洞困住一段时间以后"，才被重新释放到宇宙中的，而是物质和能量进行"8"字形循环的过程。

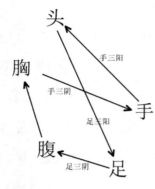

【十二经循环也为"8"字形】

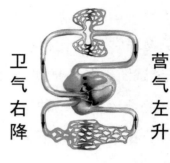

【人体动静脉血液运行，
也呈"8"字形】

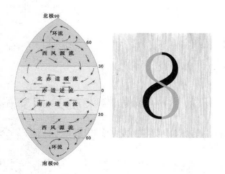

【全球洋流模式呈"8"字形
运动】

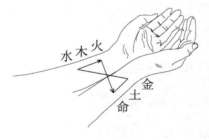

【脉气与十二经运行为
同一模式】

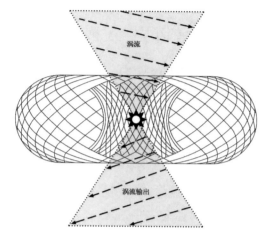

涡流

涡流输出

【立体太极宇宙】

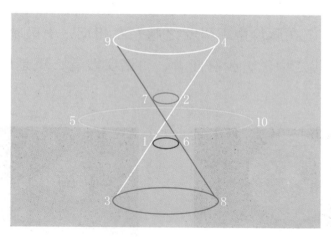

【立体河图模型】

太极为宇宙双螺旋场的化身，是阴阳宇宙这个母系统的总规律，支配着所有其他宏观及微观的子系统。太极是天地共同规律的概括，是天地万物之理，"与天地合其德，与日月合其明，与四时合其序，与鬼神合其吉凶"，太极思维是东方思维之母，太极是生命科学的最高指导理论。

宇宙双螺旋场为《内经》产生"雌雄"理论的根源。《素问·金匮真言论》："故善为脉者，谨察五藏六腑，一逆一从，阴阳、表里、雌雄之纪，藏之心意，合心于精，非其人勿教，非其真勿授，是谓得道。"开宗明义，摸脉，要分阴阳雌雄，是为古中医不传之秘。后世所习脉诊，因循王叔和脉象及主病理念，使得学脉者无不在脉象上辗转，背离经旨，如古代名医柯琴所云："自有《脉经》以来，诸家继起，各以脉名取胜，泛而不切，漫无指归。夫在诊法取其约，于脉名取其繁，此仲景所云，驰竞浮华，不固根本者是也。" 在脉诊中，男女之脉左右相反，中医院校教科书从未提及，当代之中医，少有闻者，付诸实践者，更是凤毛麟角。

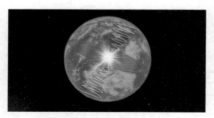
【地球内部的行星涡流】

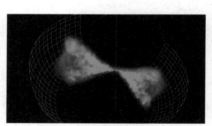
【宇宙双螺旋运动方式】

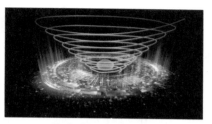

【波动中的量子】

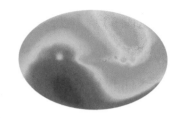

【全天区宇宙微波背景辐射图】

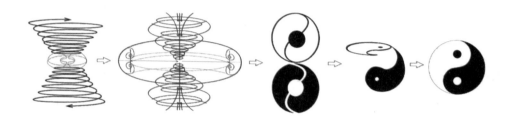

【双螺旋结构抽象为太极规律】

雌雄者，天地的旋转方向也。如《淮南子·天文训》所述："北斗之神有雌雄，十一月始建于子，月从一辰，雄左行，雌右行，五月合午谋刑，十一月合子谋德。太阴所居辰为厌日。" 阴阳者，性也，雌雄者，质也。《内经》所说的"雌雄"涉及的不只是脉诊，还有人体经脉、脏腑各个方面之左右关系。"夫荣卫者，阴阳之纲纪；脾胃者，阴阳之男女；左右者，阴阳之道路也。" 识阴阳，认左右，对中医具有重大理论意义。但从古至今，左右问题尚无自洽系统性结论。人体雌雄理论模型是本着古意新知的精神，以古文献、易经、天文学为理论支点而建立的。

先天六十四卦方圆图清楚地表现了天左旋、地右转的原理。朱熹对此图的解释是，圆图代表天象，方图代表地理方位，图中乾卦位于午中，坤卦位于子中，离卦位于卯中，坎卦位于酉中；阳生于子而极于午，阴生于午而极于子；其阳在南，其阴在北；方图乾始于西北，坤尽于东南，其阳在北，而其阴在南；圆图主动，代表天，方图主静，代表地。推演此图，宇宙、时空、人类、文明，乃至万物，全在此图当中。

中国古代哲学认为，人是天地之子。《内经》说："人生于地，悬命于天，天地合气，命之曰人。"既然人来自于天地之气，那人本身，当然也是气。经典中医认为，人首先是气，然后才是有

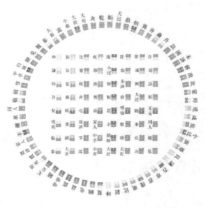

【伏羲先天六十四卦方圆图】

【男女合为太极，
正合先天六十四卦方圆图】

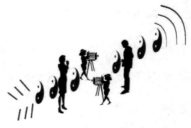

【男左女右的原因】

血有肉的机体。作为气的人，男女同体，男为阳，女为阴，二者相合，为一太极体，分明是一个混沌地球。此图和六十四卦方圆图相通，圆图乾在上，因而男头在上；方图乾在下，因而女头在下；天之阳在南，男背东为阳；地之阳在北，女背朝西为阴。

天地者，万物之上下也。左右者，依天地而定位。以人身作阴阳，男女面对面，腹对腹，头为南极，足登北极，男背阳向天，腹阴向地，女腹阳向天，背阴向地。天左旋，投影于地，映在男背，则左升为阳，右降为阴；投影于女子腹，则右升为阳，左降为阴。

《金针赋》云："男子之气，早在上而晚在下，取之必明其理。女子之气，早在下而晚在上，用之必识其时。午前为早属阳，午后为晚属阴，男女上下，凭腰分之。"按针灸当随经络气至十二时候，如寅肺卯大肠经之类，男女所同。男女气血上下之分，固非素、难意，亦不必然也。

"青龙者，东方生气，白虎者，西方收气，朱雀者，南方长气，玄武者，北方藏气……初生之枝芽，皆得青龙，向南之叶花，皆为朱雀，收杀之阴始，白虎之啸，传种之根实，皆补玄武。"落实在人体，则男女有别，左右有别，前后有别。通常所说的"男左女右"，原来只是半句话。完整的说法，应当是"男左为阳，女右为阳"。而气之"左升右降"，原来是指男子，女子则应为"右升左降"。这种只言男、不言女的做法，是古代尊阳思想的体现，剩下的一半，则为感悟中医者留下了空间。所以，阅读经典是成就大医的必要条件，而开悟则是先决条件。

经典中医自洽体系中，雌雄理论模型为其基石。这个思路贯穿整个体系的针脉、药脉体系中，且一脉相承。

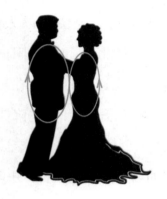

【男女正面相对则太极转为
"8"字形，督脉男女皆为上行】

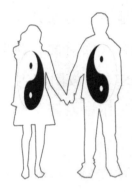

【男女有别，男左女右，实为男左为阳，
女右为阳】

第二章：五味自洽体系

『第二章』
五味自洽体系

《内经》云："天有五气，化生五味，五味之变，不可胜数。"五行当中有阴阳，表现为体用，补体则泻其用，补用则泻其体，生中有克，克中有生，生生克克，维持能量与物质互相转换的守恒状态。

五味五行理论模拟气候状态是《汤液经法》中治病制方的基本原则，"味"是气的状态表现方式，而不是真正意义上的"味"；是气的五种状态："散、收、缓、坚、软"，即《藏气法时论》之"辛散、酸收、甘缓、苦坚、咸软"。一年当中，初运主春，气的状态是辛；二运主夏，气的状态是咸；三运主长夏，气的状态是甘；四运主秋，气的状态是酸；终运主冬，气的状态是苦。

五味与五方相结合，产生 25 种气的状态，每种状态，都有一药与之相对，称为 25 味药精。利用药精之气，在体内模拟自然界气候状态，来调节"气"之人体，进而达到治病效果。这是中医与现代医学用药理念的根本区别，后者是根据药物的化学，来干预"化学"的人体。

相传《汤液经》为伊尹所著，是"经方"的源头。伊尹为商朝初年著名丞相、中国第一个奴隶出身的宰相，他帮助商汤统一了国家，也是大医药学家，是黄帝与神农氏的传人。伊尹知五味入五藏，以君臣佐使配伍，以寒热温凉调性，把旧有的单味药治病，发展到方剂治病，是中药方剂理论的奠基者，也是伊尹对中医学的重大贡献。在药物剂型上，商代已有治病用的药酒，并有伊尹创制汤药的说法。他所发明的汤药，为药物相互配合后降低毒性，提高药效，并由生药向熟药过渡，迈出了关键的一步。后传到东汉的张仲景。张仲景根据《黄帝内经》与《汤液经》，创作《伤寒杂病论》，成为中医辨证论治的典范。

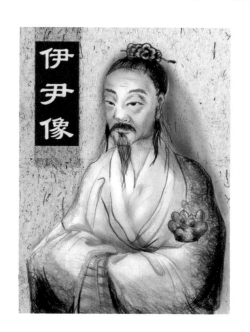

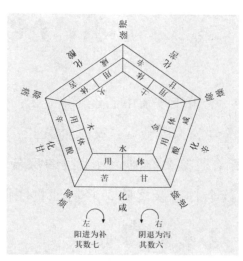

【此图乃《汤液经法》尽要之妙，学者能谙于此，医道毕矣】

伊尹知五味，善调五味，被誉为厨神，也是药食同源的奠基人，世人尊为元圣。发生在伊尹身上的典故很多，比如治大国若烹小鲜；不为良相，便为良医。

《汤液经》为《伤寒论》的前身，《汉书·艺文志》经方类中有《汤液经》三十二卷，《汉书》班氏有记载，则前汉已有书。相传伊尹作《汤液》，历史上有此传说，犹如《内经》之托名黄帝，《本草》之托名神农。然此书在汉晋是流行书，六朝梁·陶弘景《辅行诀》说："汉晋已还，诸名医辈张玑（机）、卫汜、华佗、吴普、皇甫玄宴、支法师、葛稚川、范将军等，皆当代名贤，咸师式此《汤液经》。"可见汉晋时代此书流传甚广，汉末张仲景则把《汤液经》原书补充为《伤寒论》。又："外感天行之病，经方之治有二旦、六神、大小等，昔南阳张玑依此诸方撰为《伤寒论》。"是说仲景论广《汤液》方，自撰为《伤寒论》。晋与六朝都距汉不远，其言可信，则《伤寒论》非仲景一人之书明甚，理法方药可能源出《汤液经》。

皇甫士安《甲乙经·序》云："伊尹以亚圣之才，撰用神农《本草》以为《汤液》，汉张仲景论广《汤液》为十数卷，用之多验。"《资治通鉴》称他"闵生民的疾苦，作汤液本草，明寒热温凉之性，酸苦辛甘咸淡之味，轻清浊重阴阳升降走十二经络表里之宜。"

《汤液经》大名鼎鼎，却不见于世。所幸《辅行诀》中保留了汤液经图，为我们破解经方配伍规律的千古之谜提供了基本条件。

原图"五除"一处遗失，原补为除逆。根据五角体用合用所除症状，即辛苦除痞、咸辛除滞、甘咸除燥、酸甘除痉（逆）、酸苦除烦的配伍关系，如苦酸可以除烦，类似栀子豉汤的栀子配豆豉；苦辛可以除痞，类似半夏泻心汤的半夏配黄芩；辛咸可以除滞，类似大黄附子细辛汤的大黄配附子；甘咸可以除燥，类似大黄配甘草，如大黄甘草汤、调胃承气汤之类；酸甘可以除痉，类似芍药甘草汤的芍药配甘草，此为五行相生的五味互补的对药法则。因此，五除遗漏之处，应为除"痉"为妥。

"体用"起源于先秦典籍，本来含义是"体"，指本体或实体；"用"，指作用、功用或用处。在中国哲学的长期发展过程中，逐渐形成一种有体有用、体用一如的思维模式。"体用"范畴和"阴阳""动静""有无""道器"等息息相关，在中国哲学史上产生过长期而深远的影响。

魏晋时期，王弼从《道德经》所说的"三十辐共一毂，当其无，有车之用；埏埴以为器，当其无，有器之用"的以无为用的思想出发，进一步提出了以无为体的观点。他说："虽贵以无为用，不能舍无以为体也。"韩康伯在《周易注》中引申和发挥了王弼的思想，指出："必有之用极，而无之功显。"即只有把"有之用"发挥到极致，"无之功"才能显露出来，以"无"为有之本体，以"有"为无之功用表现。

道家经典《周易参同契》中将"内体"和"外用"对举，对中医产生深远影响。"肝体阴而用阳""肝欲散，急食辛以散之""肝德在散，以辛补之，酸泻之"。五藏所"欲"即是其功用，如肝之所欲为"散"，此"散"即肝的疏泄、调达、宣畅作用。能够发生这些作用的物质基础，即肝所藏之血、荣所主之筋、所舍之魂等为肝之"体"。体的状态决定着用的情况，对用有制约调节作用。另一方面，肝用的发挥，必然损耗其物质基础，因此肝之用的情况也影响着质体的状态，对体有调节和制约作用。辛味可以助肝的疏散、条达、宣畅作用的发挥。酸能敛能收，可以补肝敛血。以辛补酸泻，可见肝用虚则以辛补之。

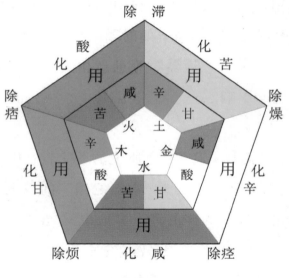

【汤液经法图】

- 顺从五所欲，为用为补；制约所欲，为体为泻；体味化味宜于化味配合，解除五所苦。
- 五体用之味，为补泻方君臣之药，调节体用平衡。
- 化味化五苦，与其他体用之味出佐使。
- 使为君所克，克者役使之也，故为君之使婢。
- 本藏虚实而累及他藏，则用大补泻方。
- 阳进，本藏小补方加子藏小补方的前三味药，为顺时针，药味至七，火数也。
- 阴退，本藏小泻方加母藏为君药之小泻方，为逆时针，药味至六，水数也。
- 所除症状，为角两边体用药物合用可除之症。

01 《尚书洪范》以"体"定义五味

水曰润下，火曰炎上，木曰曲直，金曰从革，土爰稼穑。

润下作咸，炎上作苦，曲直作酸，从革作辛，稼穑作甘。

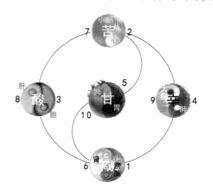

02 《内经》以"用"定义五味

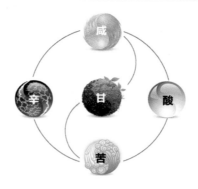

五欲：《内经》与《辅行诀》对比

《内经》

- 肝欲散，急食辛以散之，用辛补之，酸泻之
- 心欲软，急食咸以软之，用咸补之，甘泻之
- 脾欲缓，急食甘以缓之，用苦泻之，甘补之
- 肺欲收，急食酸以收之，用酸补之，辛泻之
- 肾欲坚，急食苦以坚之，用苦补之，咸泻之

VS

《辅行诀》

- 肝德在散，故经云：以辛补之，酸泻之
- 心德在耎，故经云：以咸补之，苦泻之
- 脾德在缓，故经云：以甘补之，辛泻之
- 肺德在收，故经云：以酸补之，咸泻之
- 肾德在坚，故经云：以苦补之，甘泻之

五苦：《内经》与《辅行诀》对比

《内经》

- 肝苦急，急食甘以缓之
- 心苦缓，急食酸以收之
- 脾苦湿，急食苦以燥之
- 肺苦气上逆，急食苦以泻之
- 肾苦燥，急食辛以润之（疑为传抄致误）

VS

《辅行诀》

- 肝苦急，急食甘以缓之
- 心苦缓，急食酸以收之
- 脾苦湿，急食苦以燥之
- 肺苦气上逆，急食辛以散之
- 肾苦燥，急食咸以润之

除甘苦不自洽以外，《内经》五味之用补泻基本符合五行方位模型。

研究经方，五味是纲领，然而五味生克制化关系为千古之谜。读懂五味有三个前提：体用、河图模式及虚实。

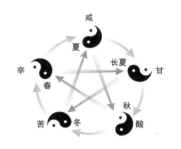

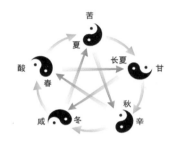

【《辅行诀》五行时间模型之用味】　　　　【《内经》五行时间模型之体味】

五欲：急食用味

《内经》方位模型

肝欲散，急食辛以散之，用辛补之，酸泻之；
心欲软，急食咸以软之；用咸补之，甘泻之；
脾欲缓，急食甘以缓之，用苦泻之，甘补之；
肺欲收，急食酸以收之，用酸补之，辛泻之；
肾欲坚，急食苦以坚之，用苦补之，咸泻之。

《辅行诀》时间模型

肝德在散，故经云：以辛补之，酸泻之；
心德在耎，故经云：以咸补之，苦泻之；
脾德在缓，故经云：以甘补之，辛泻之；
肺德在收，故经云：以酸补之，咸泻之；
肾德在坚，故经云：以苦补之，甘泻之。

五苦为实：急食化味

《内经》	《辅行诀》
肝苦急，急食甘以缓之；	肝苦急，急食甘以缓之；
心苦缓，急食酸以收之；	心苦缓，急食酸以收之；
脾苦湿，急食苦以燥之；	脾苦湿，急食苦以燥之；
肺苦气上逆，急食苦以泻之；	肺苦气上逆，急食辛以散之；
肾苦燥，急食辛以润之。	肾苦燥，急食咸以润之。

五禁：本藏实禁本藏体味，本藏虚禁所不胜体味

宣明五气	五味	
辛走气，气病无多食辛（肺）；	肺病禁苦；	
咸走血，血病无多食咸（心）；	心病禁咸；	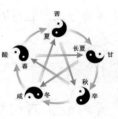
苦走骨，骨病无多食苦（肾）；	肾病禁甘；	
甘走肉，肉病无多食甘（脾）；	脾病禁酸；	
酸走筋，筋病无多食酸（肝）。	肝病禁辛。	

藏气法时论：五味

五味所宜 （五藏实，先补所克之用味，句子顺序需做调整）	五色 （五藏虚，补其体）
❶ 肝色青，宜食甘，粳米、牛肉、枣、葵皆甘。	• 青色宜酸；
❷ 心色赤，宜食酸，小豆、犬肉、李、韭皆酸。	• 赤色宜苦；
❸ 肺色白，宜食苦，麦、羊肉、杏、薤皆苦。	• 白色宜辛；
❹ 脾色黄，宜食咸，大豆、豕肉、栗、藿皆咸。	• 黄色宜甘；
❺ 肾色黑，宜食辛，黄黍、鸡肉、桃、葱皆辛。	• 黑色宜咸。

调整后五味所宜，五脏实，先补所克之用味

① 肝色青，宜食甘，粳米、牛肉、枣、葵皆甘。

② 心色赤，宜食酸，小豆、犬肉、李、韭皆酸。

③ 肺色白，宜食辛，黄黍、鸡肉、桃、葱皆辛。

④ 脾色黄，宜食咸，大豆、豕肉、栗、藿皆咸。

⑤ 肾色黑，宜食苦，麦、羊肉、杏、薤皆苦。

五味五色

五色

① 黄色宜甘；

② 青色宜酸；

③ 黑色宜咸；

④ 赤色宜苦；

⑤ 白色宜辛。

五味

① 脾病者，宜食粳米饭，牛肉枣葵；

② 心病者，宜食麦羊肉杏薤；

③ 肾病者，宜食大豆黄卷猪肉栗藿；

④ 肝病者，宜食麻犬肉李韭；

⑤ 肺病者，宜食黄黍鸡肉桃葱。

五味所合，所伤为时间模型之体

故心欲苦，肺欲辛，肝欲酸，脾欲甘，肾欲咸，此五味之所合也。

是故多食咸，则脉凝泣而变色；

多食苦，则皮槁而毛拔；

多食辛，则筋急而爪枯；

多食酸，则肉胝而唇揭；

多食甘，则骨痛而发落；

此五味之所伤也。

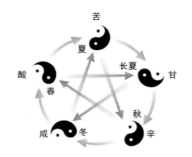

五味本意

- 五欲注意河图模式。
- 五苦宜用本藏化味。
- 五禁辨虚实，实则禁本藏体味，虚则禁本藏所不胜之体味。
- 五味所宜辨虚实，实则宜本藏所胜之味，虚则宜本藏体味。
- 五味所合为体。
- 五味所伤为本藏体味克所不胜之藏。

　　为了建立五味自洽模型以统一五味生克制化关系，需要对以上各种五味生克条件及结果加以梳理，并进行合理的调整。《四圣心源》五味根原说："木曰曲直，曲直作酸。火曰炎上，炎上作苦。金曰从革，从革作辛。水曰润下，润下作咸。土爱稼穑，稼穑作甘。

　　"火性炎上，上炎则作苦。水性润下，下润则作咸。木性升发，直则升而曲则不升，郁而不升，是以作酸。金性降敛，从则降而革则不降，滞而不降，是以作辛。使坎离交媾，龙虎回环，则火下炎而不苦，水上润而不咸，木直升而不酸，金从降而不辛。

　　"金木者，水火所由以升降也。木直则肾水随木而左升，金从则心火随金而右降。木曲而不直，故肾水下润；金革而不从，故心火上炎。而交济水火，升降金木之权，总在于土。

"土者，水火金木之中气，左旋则化木火，右转则化金水，实四象之父母也。不苦、不咸、不酸、不辛，是以味甘。己土不升，则水木下陷，而作酸咸；戊土不降，则火金上逆，而作苦辛。缘土主五味，四象之酸苦辛咸，皆土气之中郁也。"（黄元御）

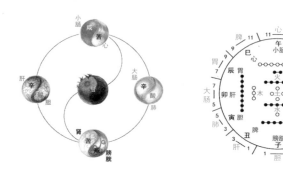

【土居中央以灌四旁】

四象之内，各含土气，土郁则传于四藏，而作诸味。调和五藏之原，职在中宫也。而且土多金埋，土多木折，土多火晦，土多水缩，土多壅塞。所以土与四象皆有关系。

所以，建立五味自洽体系模型作为五味调脉基础。依据其他模型的中药分类，需要调整成自洽模型，方可以顺利用于调脉。

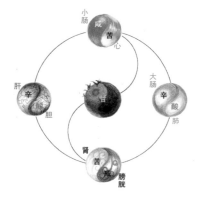

【五味自洽模型】

木：以辛补之，酸泻之

金：用酸补之，辛泻之

火：以咸补之，苦泻之

水：用苦补之，咸泻之

土：以甘补之，苦辛（酸咸）泻之

❶ 辛的功用：辛味药补肝泻脾侮肺

发散 "风淫于内……以辛散之"。辛善走肌表，具有开发腠理、宣通阳气、发汗散邪的作用。如麻黄辛温，功能发散风寒，主治风寒表证。

散郁 "肝欲散，急食辛以散之"。肝性条达，喜畅恶郁，郁之则病。辛能散之，解其束缚，使之畅达。如柴胡味辛，功能疏肝解郁，主治肝气郁结诸证。

润燥 "肾苦燥，急食辛以润之"。肾为水藏，精而恶燥，"燥则津液枯，腠理闭，上下之气不通矣"，多表现为口渴、小便不利等津液运行受阻，敷布异常的病证。

"以辛能开腠理，致在内之津液而通气于外，在下之津液而通气于上，故能润也"，从而使燥象得以解除，如五苓散中之桂枝，能宣通太阳之气，使水自下行而小便利，津液上承而消渴止（辛味本无润燥之功，实乃 "发散" 之间接作用）。

❷ 甘的功用：甘味药补脾泻肾侮肝

补脾 "阴阳俱不足，补阳则阴竭，泻阴则阳脱。如是者，可将以甘药"。阴阳俱不足者，多责之于脾胃。以甘入脾，培补中宫，使化源充足，阴阳两虚渐可恢复。如甘草味甘，功能补中益气，主治脾气虚弱的病证。

缓急 "肝苦急，急食甘以缓之"。肝主筋，其志怒，其气急，急则自伤，多表现为筋脉挛急一类的病证。可选用甘味药以舒缓之。如甘草味甘，功能缓急止痛，主治挛急作痛。

❸ 酸的功用：酸味药补肺泻肝侮心

收涩 "其气涩以收"，具有收敛固涩的作用。主要用于精气耗散、体虚滑脱之证，如自汗、盗汗、遗精等，常用药物有五味子、诃子等。

❹ 苦的功用：苦味药补肾泻心侮脾

降气 "肺苦气上逆，急食苦以泻之"。肺气以肃降为顺，逆之则喘满。苦能降其上逆之气而平喘止咳，如杏仁、厚朴等。

泻下 "阳明之复……以苦泄之，以苦下之"，阳明主燥，在腑为大肠。若邪热过甚，势必津枯便燥，"以苦泄之下之，开燥结以通实邪"，如大黄味苦，功能泻下通便，主治大便秘结。

燥湿 "脾苦湿，急食苦以燥之"，脾主运化，属土制水，喜燥而恶湿。若脾为湿困者，常运用苦味药（如黄连、苍术等）以治之，使湿运脾健。

利水 "太阴之复……以苦泻之，燥之泄之"，"泻以夺其壅，燥以胜其湿，泄以利其水也"，苦味具有利水渗湿之功，如木通。

坚阴 "肾欲坚，急食苦以坚之"。坚即坚阴，乃泻火存阴之义。凡肾精失固、阴虚火旺者，常选用苦味药以坚之，如知母、黄柏等。

❺ 咸的功用：咸味药补心泻肺侮肾

软坚 对于病有坚结不解者，如癥瘕积聚、痰核瘰疬等证，可首选咸味药（如海藻、昆布等）以软坚散结。所谓"坚者软之"。

催吐、泻下 "咸味涌泄为阴"，咸味具有催吐和泻下的双向作用。"上以涌痰积于胸喉，下以泄垢秽于肠胃"，如盐汤催吐，芒硝润下。

第三章：汤液药精本草

『第三章』
汤液药精本草

《汉书·艺文志·方技略》有"《汤液经法》三十二卷"记载，属经方十一家之一。"经方者，本草石之寒温，量疾病之浅深，假药味之滋，因气感之宜，辨五苦六辛，致水火之齐，以通闭解结，反之于平；及失其宜者，以热益热，以寒增寒，精气内伤，不见于外，是所独失也。"说明经方的复方是用药物的寒热温凉，治疗疾病的寒热虚实，并根据疾病症状反应在表还是在里的不同，治用不同的方法，使人体阴阳平衡，与《神农本草经》一脉相承。皇甫谧谓："'伊尹始作《汤液》'或非诬也。"是说《汤液经法》的成书在《神农本草经》后，但相差无几。由《神农本草经》到《汤液经法》，反映了经方方证积累经历了漫长的历史过程，《汤液经法》标志经方发展到了一定水平。

《汤液经法》原书已佚失，现由《辅行诀脏腑用药法要》（简称《辅行诀》）可以洞观其内容。《辅行诀》相传为陶弘景（公元456—536年）收集传统的中医方剂，以道家思想重新整理，以五藏补泻原理编写而成。书中记载60个方证，在《伤寒论》中可找到相类方证。补充了许多现已失传的《汤液经法》中的方剂，也使神秘的中药五行分类法重见天日。

据说，1907年法国探险家伯希和在敦煌莫高窟发现许多古书卷，委由莫高窟道士王圆箓装箱。在准备运送法国时，王道士受人所托，随意抽出一卷医书暗藏，此卷即《辅行诀》。1915年被河北威县张渥南所购，传于嫡孙张大昌，原书在"文化大革命"时被毁，现存传抄本出处不明，因此也被怀疑有可能是伪作。

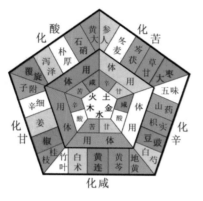

【药精图】

木：以辛补之，酸泻之

火：以咸补之，苦泻之

土：以甘补之，辛泻之

金：以酸补之，咸泻之

水：以苦补之，甘泻之

《辅行诀》理论独特，自洽性高，自成体系。托古人之名而著书之习，自古有之，其中也不乏经典之作。不论《辅行诀》是真是伪，研究经方的学者都不能忽视其珍贵的资料及其学术思想价值。书有真伪之说，而伟大的思想，绝无"伪"说。

开天辟地，草木始生，天地万物，不外五行。仰观天之六气，俯察地之五行，本五运六气之理，辨草木金石之性，其产地有五方，其生长有五时，其形有五色，其气有五臭，其质有五味，合为药性。中药应天地之正气而生，合人之五藏六腑、十二经脉，有寒热升降补泻之治。疾病感天地之戾气而生，各有乖异。察人体气之偏颇，克之以中药之功用，是为用药调气。

一、木性之药主治血

❶ 木中之木补肝血

主益精、养神、敛气、调节阴阳；温经助阳，燥湿除冷。

肉桂：辛、甘，热。
入肾、脾、膀胱经。补元阳，暖脾胃，除积冷，通血脉。

桂心：辛、甘，热。
入肾、脾、膀胱经。味厚燥性，助心阳、交心肾，暖脾胃，除积冷，通血脉。

桂枝：辛、甘，温。
入足太阳经，走心、肺、膀胱经。发汗解肌，温经通脉。

羊肝：甘、苦，凉。
入肝经。补气血，调水道，补肝益肺、明目止咳。

❷ 木中之火补肝神

主养血、和中、调气、敛精；温中散寒，祛风止痛。

蜀椒：大辛，大热。
归脾、胃、肾经。温中散寒，驱虫止痛。

❸ 木中之土补阴阳

主养神、敛精、补气血；扶阴升阳，益气生津。

生姜：辛、甘，微温。
入肺、脾、胃经。散寒发表，温中止呕，止咳化痰，解毒。

干姜：大辛，大热。
入肺、心、脾、胃经。回阳救逆，温中散寒，温肺化饮，温经止血。

炮干姜：平，温。
入肺、心、脾、胃经。温中止泻，温经止血。

粳米：甘、苦，平，微寒。
入脾、胃、肺经。益气生津，补益脾胃，顾护胃气，培补汗源。

阿胶：甘，平。
归肝、肺、肾经。补血止血，滋阴润燥。

伏龙肝：辛，温。
归脾、胃经。温中止血，和胃止呕，涩肠止泻。

❹ 木中之金补肝气

主补血、养精、敛神、和中；散寒化饮，敛汗开窍。

细辛：辛，温。
入少阴经，走肺、肾经。祛风散寒，止痛化饮，开窍。

山萸肉：酸、涩，微温。
入肝、肾经。补肝益胃，涩精敛汗。

矾石：酸、涩，寒。
归脾、大肠、肝经。解毒杀虫，止泻止血，祛痰开窍。

❺ 木中之水补肝精

主养血、益气、敛神，调节阴阳；补阳益火，温中燥湿。

苦参：苦，寒。
入心、肝、大肠、小肠、胃经。清热燥湿，祛风杀虫。

附子：大辛、甘，大热，有毒。
入手少阳经，走心、脾、肾经。三焦、命门之剂。回阳救逆，补阳益火，温中止痛，散寒燥湿。

二、火性之药主治神

❶ 火中之火补心神

主益血、和中、调气、敛精；安神降逆，行气下水。

旋覆花：咸、甘，微温。
入肺、脾、大肠、胃经。消痰降逆，行气下水。

鸡心：咸。
入心经。补心安神、镇静神经，治五邪。

❷ 火中之土补阴阳

主补神、益气、调精、敛（清热）血；补中润肺，泄热渗湿。

泽泻：甘、咸，寒。
入足太阳、少阴经，走肾、膀胱经。利水渗湿，泄热。

黄饴：甘、酸，温。
归脾、胃、肺经。补中益气，缓急止痛，润肺止咳。

❸ 火中之金补心气

主益肾、和中、敛（清热）血；降逆平喘，燥湿行水。

厚朴：苦、辛，温。
入肝、胃、肺、大肠经。行气燥湿，降逆平喘。

葶苈子：苦、辛，大寒。
入肺、膀胱经。泻肺平喘，逐饮行水。

❹ 火中之水补心精

主补精气神、补血、调节阴阳；润燥软坚，清热导滞。

戎盐：甘、咸，寒。
入心、肝、肾、膀胱经。平血热，助水藏，清热利水。

栝蒌：火中水。甘，寒。
归肺、胃、大肠经。清热化痰，宽胸开结，润肠通便。

芒硝：辛、咸、苦，寒。
入胃、大肠、三焦经。泻热导滞，润燥软坚。

海蛤：苦、咸，寒。
归肺、胃经。清肺化痰，软坚散结。

❺ 火中之木补心血

主养神、益精、敛气、调节阴阳；逐瘀通经，潜阳降逆。

大黄：苦，大寒。
入阳明经，走脾、胃、大肠、心包、肝经。攻积导滞，泻火解毒，逐瘀通经。

代赭石：苦、甘，寒。
入手少阴、足厥阴经，走肝、胃、心经。平肝潜阳，降逆，止血。

葱白：辛，热。
入手太阴、足阳明经，走胃、肺经。利五藏，清热散寒，发汗通脉，消水祛肿。

芥子：辛，温。
入肺、胃经。温中散寒，豁痰利气，通经止痛。

三、土性之药主治阴阳

❶ 土中之土补阴阳

主养神、补气、敛（清热）血、敛精；大补元气，固脱生津。

人参：甘，微苦，微温。
入脾、肺经。大补元气，补脾益肺，固脱生津，安神。

牛脾：甘，微酸，温。
入脾经。补脾健胃，消积除痞。

❷ 土中之金补脾气

主敛（清热）血、调神；泻湿除烦，生津利咽。

麦门冬：甘，微苦，微寒。
入手太阴经，走心、脾、胃经。养阴润肺，清心除烦，益胃生津。

黄酒：酸、甘，微苦，微温。
入肝、脾、胃、大肠经。清热利咽，泻湿退黄，消肿敛疮。

❸ 土中之水补脾精

主补气血、敛神；降逆散结，利水祛湿。

茯苓：甘、淡，平。
入手太阴、足太阳、少阳经，走心、肺、肝、膀胱经。淡渗利水，健脾补中。

瓜蒂：苦，寒。有小毒。
归胃经。涌吐痰食，祛湿退黄。

❹ 土中之木补脾血

主养神、敛气；补中固表，缓急解毒。

炙甘草：甘，平。
入心、肺、脾、胃经。补中益气，清热解毒，润肺祛痰，缓急止痛，调和诸药。

升麻：微苦、甘、辛，凉。
入阳明、手太阴经，走胃、脾、肺经。发表透疹，解毒升阳。

半夏：辛，苦、温。
入足阳明、太阴、少阳经，走脾、胃、肺经。燥湿化痰，降逆止呕，消痞散结。

甘草：甘，平。
入足厥阴、太阴、少阴经，走心、肺、脾、胃经。补中益气，清热解毒，润肺祛痰，缓急止痛，调和诸药。

黄芪：甘，温。
入肺、脾经。补中益气，固表止汗，托疮生肌，利水消肿。

❺ 土中之火补脾神

主养血、调气、敛精；益胃除烦，缓和药性。

大枣：甘，微温。
归脾、胃经。补中益气，缓和药性。

鸡子黄：甘，温。
入心、肾经。滋阴养血，益胃除烦。

四、金性之药主治气

❶ 金中之金补肺气

主益精、和中、敛（清热）血、调神；敛汗降逆，止渴止咳。

五味子：酸、微苦，温。
入手太阴、足少阴经，走肺、心、肾经。敛汗止渴，敛肺止渴，涩精止泻，安神明目。

胡麻油：甘，微温。
入肝、肾、大肠、小肠经。疗疮滑胎，凉血止痛，生肌解毒，治瘟生发。

❷ 金中之水补肺精

主养血、补气、敛神、调节阴阳；补中活血，养阴润肠。

山药：甘，平。
入手太阴经，走肺、脾、肾经。健脾补肺，益肾养阴。

王瓜根：苦，寒。
入胃、大肠、心、肺、膀胱经。泻热利水，活血化瘀，润肠通便，益气生津。

地榆：苦、酸、甘，微寒。
入肝、大肠经。凉血止血，收敛解毒。

❸ 金中之木补肺血

主补精、养神、调节阴阳；清热散瘀，行积除痞。

枳实：苦、酸、咸，寒。
归脾、胃经。破气行积，化痰除痞。降气通滞，气虚者忌用；寒泻积气，败脾寒中。

牡丹皮：辛、苦，微寒。
入手厥阴、足少阴经，走心、肝、肾经。清热凉血，活血散瘀。

石膏：辛、甘，大寒。
入肺、胃经。清热泻火，止渴除烦。

雄黄：苦、甘，寒，有毒。
归肝、胃经。解毒杀虫，祛痰。

❹ 金中之火补肺神

主养血、敛精、和中；调中下气，除燥降逆。

豆豉：甘、辛、微苦，偏凉。
归肺、胃经。发汗解表，调中下气，清热除烦，除燥降逆。

皂角：辛、咸，温。
入厥阴经，走肺、大肠经。祛风痰，开窍闭，除湿毒，消肿，杀虫。

❺ 金中之土补阴阳

主补神气、敛（清热）血、敛精；敛阴潜阳，柔肝止痛。

白芍：酸、苦，微寒。
入太阴经。走肝、脾经。生血敛阴，柔肝止痛，平抑肝阳。

杏仁：苦、微辛，微温，有小毒。
归肺、膀胱经。止咳平喘，润肠通便。

五、水性之药主治精

❶ 水中之水补肾精

主补气血、敛神，调节阴阳；益阴填髓，凉血生津。

生地黄：甘、苦，大寒。
入手太阳、少阴经，走心、肝、肾经。滋阴凉血，清热生津。

熟地黄：甘，微苦，微寒。
入少阴经、足厥阴经，走肝、肾、脾。滋肾填髓，补脾益阴，利脉止泻。

猪肾：咸、苦，平。
入肾经；滋阴补肾，益气固精，敛汗聪耳，消积利水。

❷ 水中之木补肾血

主补精、养神、敛气、升阳解郁；滋阴燥湿，解表散结。

黄芩：苦、甘，寒。
入手太阴，走肺、心、胆、大肠经。清热燥湿，泻火解毒，止血安胎。

栀子：微苦，大寒。
入手太阴经，走心、肝、肺、胃、三焦经。泻火除烦，清热利湿，凉血解毒。

薤白：辛、苦，温。
入手阳明经，归肺、胃、大肠经。通阳散结，下气行滞。

韭叶：辛、微酸，温。
温脾益胃，止泻散冷，助肾补阳，固精暖腰，散瘀逐痰。

柴胡：苦、微辛，凉。
入少阳、厥阴经，走肝、胆、三焦、心包经。和解退热，疏肝解郁，升举阳气。

麻黄：辛、微苦，温。

入肺、膀胱经。发汗解表，宣肺平喘，利水消肿。

知母：大辛、苦、寒。
入足阳明、手太阴，走肾、胃、肺经。清热泻火，滋阴润燥。

赤小豆：辛、甘、酸，平。
归脾、心、小肠经。利水消肿，利湿退黄，解毒排脓。

葱白：辛，温。
归肺、胃经。发汗解表，散寒通阳。

❸ 水中之火补肾神

主补精、养血、和中、敛气；清热燥湿，养胃强筋。

黄连：苦，寒。
入手少阴经，走心、肝、胆、脾、胃、大肠经。清热燥湿，泻火解毒。

栗子：咸、甘，温。
入脾、肾经。养胃健脾，补肾强筋。

❹ 水中之土补阴阳

主补神气、养精、和中、敛（清热）血；燥湿利水，固表止汗。

白术：苦、甘，温。
入脾、胃经。补脾益气，燥湿利水，固表止汗。

❺ 水中之金补肾气

主补精、和中、敛（清热）血、调神；清热燥湿，通经利尿。

竹叶：甘、淡，寒。
归心、小肠经。清热除烦，利尿。

龙胆草：苦，寒。
入肝、胆、胃经。清热燥湿，泻火解毒。

木通：甘，平。
入心、小肠、肺、膀胱经。清热利水，通经下乳。

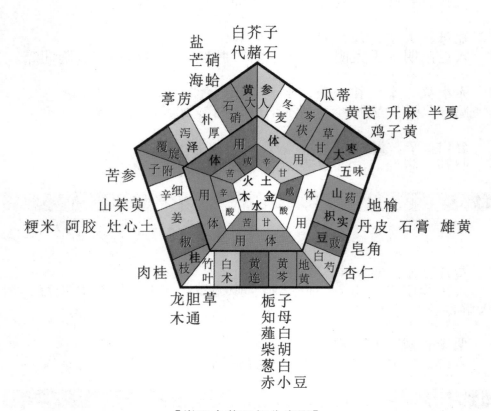

【常用中药五行分类图】

第四章：汤液方证系统

『第四章』
汤液方证系统

《辅行诀》的面世，对中医界产生了巨大影响。特别是书中的"汤液经法图"，图简意深，为揭示伊尹《汤液经》组方规律之千古秘图。

汤液经法图揭示了经方配伍法则，以味为纲，主治为目：通过辨证，确定病证所属腑及其病机虚实，再以味为纲，确定所需用之药味，再以主治为目，在相应药味中选择所需用之具体药物组合成方；不限定君药的属性，补泻均可适用；小泻方有二泻一补，小补方有二补一泻，为治所苦的基本结构。

经云："主于补泻者为君，数量同于君而非主故为臣"，诸方第一味是君药，主于补泻，第二味是臣药，与君为体用关系，第三味为佐药，与君药同味，第四味为使药，为化味药。小方第1列药物为各独有，第2列药物为臣，第3列药物佐，药量皆三两。阳进为补，其数七火数也：大方的基本结构，大补方共七味药，由本小补方加上子（左旋）小补方前三味药构成。阴退为泻，其数六水数也：大泻方共六味药，由本小泻方加上母（右旋）为君的小泻方等药构成。

汤液经法组方特点

一病一方，一症一药，以味为纲，以症为目。

斟酌虚实，补泻兼施，方中有方，子母同治。

《医道还元》有云："盖用药之法也，君臣佐使虽各效其力，而无不同出一途，最忌纷纭杂出，此欲走东，彼独适西，则相互杂间，药与药且争斗一番，使人脏腑内，作药物之战场，或臣与君相抗，或兵与主相违，则药与药，且有待于经理，又何望其胜乎疾，故必去其杂乱，使归于纯一。"

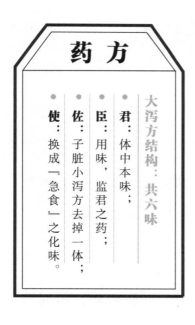

药 方

大泻方结构：共六味

- **君**：体中本味；
- **臣**：用味，监君之药；
- **佐**：子脏小泻方去掉一体；
- **使**：换成「急食」之化味。

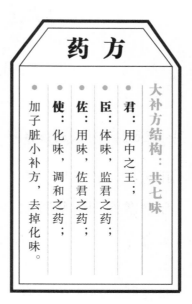

药 方

大补方结构：共七味

- **君**：用中之王；
- **臣**：体味，监君之药；
- **佐**：用味，佐君之药；
- **使**：化味，调和之药；

加子脏小补方，去掉化味。

一、肝德在散：以辛补之，酸泻之

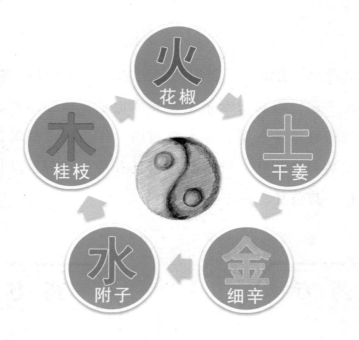

肝虚则恐，实则怒

○ 肝病者，必两胁下痛，痛引少腹。虚则目无所见，耳有所闻，心澹澹然如人将捕之。气逆则耳聋，颊肿。治之取厥阴、少阳血者。

○ 邪在肝，则两胁中痛，中寒，恶血在内，则胻善瘛，节时肿。取之行间以引胁下，补三里以温胃中，取耳间青脉以除其瘛。

小泻肝汤

- 治肝实，两胁下痛，痛引少腹迫急，时干呕者方。
- 枳实熬、白芍、生姜各三两。
- 以清浆水三升，煮取一升，顿服之。不瘥，即重作服之。
- 胁下痛，为枳实证；腹痛，为芍药证，若迫急无奈时，则必有甘草；"呕"用生姜，"干呕"脉细用干姜。
- 柴胡主散，加甘草为土居中的支点，则为四逆散。

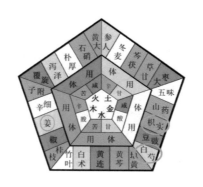

【小泻肝汤方证图】

- 枳实：胁下痛。
- 芍药：腹痛，若迫急无奈则可加"急食"药甘草。
- 生姜：呕。

小泻肝汤组方法则分析

以辛补之，以酸泻之，决定君药。

- **以酸泻之：**枳实味酸属金，芍药味酸属金。
- **以辛补之：**生姜味辛属木。
- 严格以二泻一补的格局组成。
- 药味为三味，分量上各药均为三两（计量单位特殊者除外），煎药的液体容量为三升，煮取一升，服法为"顿服"。
- 其余四藏"小泻"方，基本遵循以上法则。

小补肝汤

- 治心中恐疑，时多噩梦，气上冲心，或汗出，头目眩晕者方。
- 桂枝、干姜、五味子各三两，大枣十二枚，去核。
- 以水八升，煮取三升，温服一升，日三服。
- 心中悸者，加桂枝一两半；冲气盛者，加五味子一两半；头苦眩者，加术一两半；干呕者，去大枣，加生姜一两半；中满者，去枣，心中如饥者，还用枣；咳逆头苦痛者，加细辛一两半；四肢冷、小便难者，加附子一枚，炮。

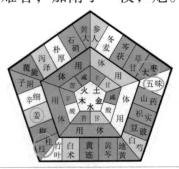

【小补肝汤方证图】

- 桂枝：心中恐疑，时多噩梦，气上冲心。
- 五味子：汗出、脉浮、头眩、发落等为气上冲的具体表现。
- 干姜：为之助，主辅共同完成。
- 大枣：心下悬，胃终空空的感觉。

小补肝汤组方法则分析

以辛补之：桂枝味辛属木；干姜味辛属木。

- **以酸泻之：**五味子味酸属金。
- **肝苦急，急食甘以缓之：**大枣味甘属土。
- 严格以二补一泻一"急食"的格局组成。
- 药为四味，分量上补泻之品为三两，"急食"之品为一两（计量单位特殊者除外），煎药的液体容量为八升，煮取三升，服法为"日三服"。
- 肝病诸方中仅小补肝汤附有加减法。
- 其余四藏"小补"方，基本遵循以上法则。

二、心德在软：以咸补之，苦泻之

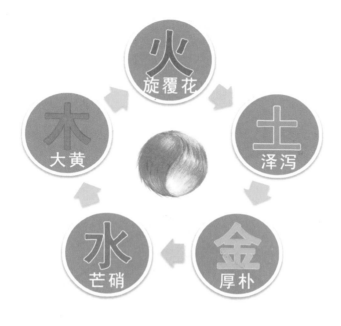

心虚则悲不已，实则笑不休

○心病者，心胸内痛，胁下支满，膺背肩胛间痛，两臂内痛，虚则胸腹胁下与腰相引而痛。取其经手少阴、太阳及舌下血者，其变刺郄中血者。

○邪在心，则病心中痛，善悲，时眩仆，视有余不足而调之。

○经云：诸邪在心者，皆心胞代受，故证如是。

小泻心（包）汤
即《金匮要略》之泻心汤

- 心包气实者，受外邪之动也。则胸胁支满，心中澹澹然大动，面赤目黄，喜笑不休，或吐衄血。

- 治心气不足，吐血衄血，心中跳动不安者方。

- 黄连、黄芩、大黄各三两。

- 右三味，以麻沸汤三升，渍一食顷，绞去滓，顿服。（按：《金匮要略》白酒，古又称酢，即今之黄酒）

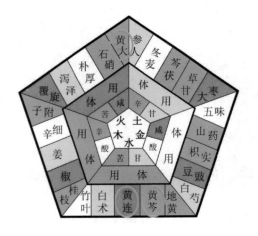

【小泻心（包）汤：方证图】

- 黄连：主胸、心中悸而心下痞，舌赤，舌上生疮等，不必俱见。

- 大黄：久煎，入血分，逐瘀血。

- 黄芩：主胁、胸与胁区窒懑，热痞，是黄连黄芩合证，又治热利证，臭秽下利者，腹中有肠鸣者。

小补心（包）汤

- 治血气虚少，心中动悸，时悲泣，烦躁，汗出，气噫，脉结者方。

- 代赭石烧赤，以酢淬三次，打。（一方作牡丹皮，当从）

- 旋覆花、竹叶各二两，豆豉一两。（一方作山萸肉，当从）

- 以水八升，煮取三升，温服一升，日三服。怔惊不安者，加代赭石至四两半；烦热汗出者，去豉，加竹叶至四两半，身热还用豉；心中窒痛者，加豉至四两半；气苦少者，加甘草三两；心下痞满者，去豉，加人参一两半；胸中冷而多唾者，加干姜一两半；咽中介介塞者，加旋覆花至四两半。

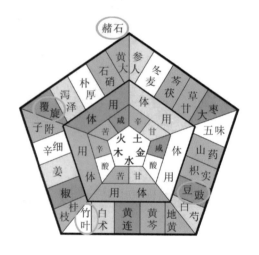

【小补心（包）汤方证图】

- 旋覆花：心虚则善悲，时悲泣，脉结。
- 竹叶：烦躁，汗出。
- 代赭石：气噫，心中动悸，不安，或怔忡如车马惊等。
- 豆豉：烦躁，汗出。

三、脾德在缓：以甘补之，辛泻之

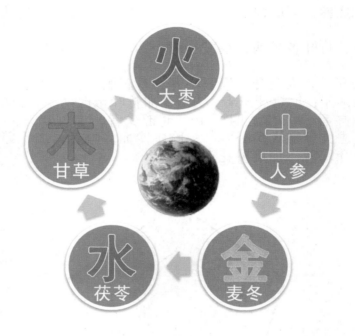

脾实则腹满，飧泻；虚则四肢不用，五脏不安

○ 脾病者，必腹满肠鸣，溏泻，食不化。

○ 虚则身重，苦饥，肉痛，足痿不收，行善瘛，脚下痛。

○ 邪在脾，则肌肉痛。阳气不足则寒中，肠鸣腹痛；阴气不足则善饥，皆调其三里。

小泻脾汤（四逆汤）

- 治脾气实，下利清谷，里寒外热，腹冷，脉微者方。

- 附子一枚（炮），干姜、甘草（炙）各三两。

- 以水三升，煮取一升，顿服。

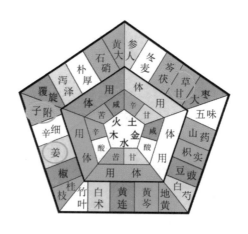

【小泻脾汤方证图】

- 干姜：阴寒下利，主腹冷痛，下利，干呕，吐涎沫等。

- 甘草之用，火土一家。

- 附子：完谷不化，肢冷。

小补脾汤（理中汤）

- 治饮食不化，时自吐利，吐利已，心中苦饥。或心下痞满，脉微，无力，身重，足痿，善转筋者方。

- 人参、甘草（炙）、干姜各三两，白术一两。

- 右四味，以水八升，煮取三升，分三服，日三。

- 若脐上筑动者，去术，加桂四两；吐多者，去术，加生姜三两；下多者，仍用术；心中悸者，加茯苓一两；渴欲饮者，加术至四两半；腹中满者，去术，加附子一枚，炮；腹中痛者，加人参一两。

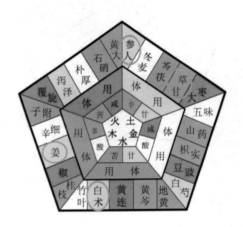

【小补脾汤证图】

- 人参：饮食不化，留在中焦，出现心下痞满，兼少气，气怯。

- 干姜：吐利。

- 甘草：苦饥，吐利已，胃中津液伤，易化燥。伤阴则生内热，则心中苦饥。用甘草以和之缓之，甘温除客热。无力用甘草"倍气力"。

- 白术：身重、足痿、利，因于寒者配干姜，输转不利之证，用白术健脾以运转水谷。

四、肺德在收：以酸补之，咸泻之

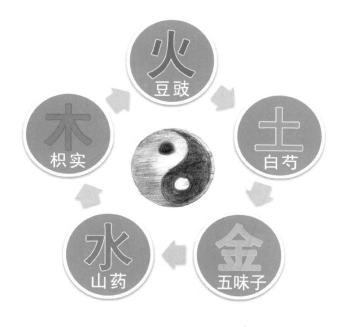

肺虚则鼻息不利，实则喘咳，凭胸仰息

○ 肺病者，必咳喘逆气，肩息背痛，汗出憎风。虚则胸中痛，少气，不能报息，耳聋，咽干。

○ 邪在肺，则皮肤痛，发寒热，上气喘，汗出，咳动肩背。取之膺中外输，背第三椎旁，以手按之快然，乃刺之，取缺盆以越之。

○ 肺苦气上逆，急食辛以散之，开腠理以通气也。

小泻肺汤

- 治咳喘上气，胸中迫满，不可卧者方。

- 葶苈子熬黑，捣如泥，大黄、白芍各三两。

- 以水三升，煮取二升，温分再服，喘定止后服。

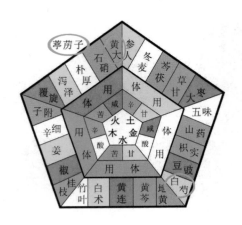

【小泻肺汤方证图】

- 葶苈子：主有形的实邪、阻塞气道，峻药通利。
- 白芍：迫满，有急迫，痰水之邪充实于胸肺，用白芍敛肺，防止葶苈大黄泻之太过，泻中寓补。
- 大黄：肺与大肠为表里，肺邪实往往会兼见肠腑不通大便硬，不管是否有便秘，大黄都可以用，通腑气以为肺邪打开出路。

小补肺汤

● 治烦热汗出，口渴，少气不足息，胸中痛，脉虚者方。

● 麦冬、五味子、旋覆花各三两（一方作牡丹皮，当从），细辛一两。
以水八升，煮取三升，每服一升，日三服。

● 胸中烦热者，去细辛，加海蛤一两；苦闷痛者，加细辛一两；
咳痰不出，脉结者，倍旋覆花为六两；苦眩冒者，去细辛，加
泽泻一两；咳而吐血者，倍麦冬为六两；苦烦渴者，去细辛，
加粳米半升；涎多者，乃用细辛，加半夏半升，洗。

　　也有学者建议把麦门冬从土中金改为金中土，如果这样分
类，则全部小补泻方逻辑严谨，没有例外。小补肺方也拥有严
格的君臣佐使构架。原来麦门冬的土中金，可以用石膏来替代。

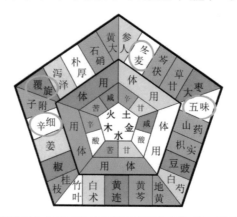

【小补肺汤方证图】

● 五味子：汗出，口渴，少气，为冲气盛。

● 旋覆花：气噫，咽中介介塞者，胸中结痛，咳痰不利，呃
声不止，善悲，时悲泣，脉结。

● 麦冬：其人羸瘦，枯瘦如柴，咽喉不利，咳而有血。

● 细辛：胸中闷痛，涎多，咳逆，头苦痛，"手足冷而脉细，
下有陈寒"。

五、肾德在坚：以苦补之，甘泻之

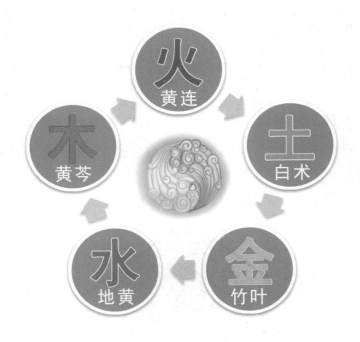

肾气虚则厥逆；实则腹满，面色正黑，泾溲不利

○ 肾病者，必腹大胫肿，身重嗜寝。虚则腰中痛，大腹小腹痛，尻阴股膝挛，腨胻足皆痛。

○ 邪在肾，则骨痛，阴痹。阴痹者，按之不得。腹胀腰痛，大便难，肩背项强痛，时眩仆。取之涌泉、昆仑，视有余血者尽取之。

小泻肾汤

- 治小便赤少，少腹满，时足胫肿者方。

- 茯苓、甘草、黄芩各三两。

- 以水三升，煮取一升，顿服。

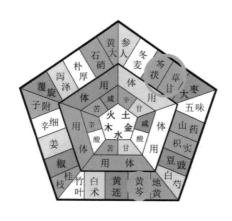

【小泻肾汤方证图】

- 茯苓：小便赤少，时足胫肿者，这是有水气，肾邪外现，肾实，就是肾邪水邪实的证候。

- 黄芩：水与热互结，茯苓利水气，同时黄芩助茯苓，产生本经中黄芩所主的"逐水"。黄芩不仅主上焦之热，主止血，并主下焦，在少腹部位。

- 甘草：茯苓本身主小便不利而少腹满，加茯苓并主大腹。

小补肾汤

- 治虚劳失精，腰痛，骨蒸羸瘦，小便不利，脉快者方。

- 地黄、竹叶、甘草各三两，泽泻一两。

- 以水八升，煮取三升，日三服。

- 小便血者，去泽泻，加地榆一两；大便见血者，去泽泻，加伏龙肝如鸡子大；苦遗精者，易生地黄为熟地黄；小便冷，茎中痛者，倍泽泻为二两；少腹苦迫急者，去泽泻，加牡丹皮一两；心烦者，加竹叶二两；腹中热者，加栀子十四枚，打。

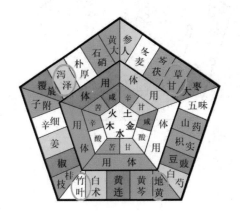

【小补肾汤方证图】

- **地黄**：虚劳失精，少精主要是生地证。失精是熟地证。结合后面的证，骨蒸，则为生地黄证。

- **甘草**：无其证，有其用，是甘草制约地黄，使苦坚而勿过，用中焦之土来制约下焦。

- **竹叶**：主心烦，或烦热汗出，又苦以坚肾。

- **泽泻**：肾苦燥，急食咸以润之，小便不利。

小泻方	肝	心	心包	脾	肺	肾
君	枳实	龙胆草	黄连	干姜	葶苈子	茯苓
臣	生姜	戎盐	大黄	甘草	白芍	黄芩
佐	白芍	栀子	黄芩	附子	大黄	甘草

小补方	肝	心	心包	脾	肺	肾
君	桂枝	瓜蒌	旋覆花	人参	五味子	地黄
臣	五味子	薤白	竹叶	干姜	旋覆花	甘草
佐	干姜	半夏	代赭石	甘草	麦冬	竹叶
使	大枣	白蔹	豆豉	白术	细辛	泽泻

【小补方、小泻方，脉证并治】

学习《伤寒论》，有三个层次：**方证对应、辨证论治、辨气论治**。

刘渡舟说："自《伤寒论》问世以来，医坛学子，无不一口同音，攻读其辨证论治而已矣。对此，余大声疾呼，是则是矣，论其义则隘矣，犹未尽仲景之传也。我认为证之微妙之处，则在于'机'。何谓机？事物初露苗头的先兆，也叫机先，《辨奸论》则叫'见微知著'。中医学亦不能例外。所以，《伤寒论》既有辨证论治的学问，也有辨证知机的奥妙。两个层次，则有高下之分，精粗之别，不得混为一谈。"

由此可以看出，刘老把学习《伤寒论》分为两个层次，即辨证论治和辨机论治，另外还有一个刘老没提，就是方证对应。如胡希恕所言："六经之名本可废"。所谓方证对应，就是不用费心去弄懂六经辨证，只要有症状，对症开经方就行。可见，刘老把"辨证论治"提高了一个层次，胡老把"辨证论治"降低了一个层次。

"辨机"，辨的是什么机？就是气机。所以，我称其为"辨气论治"。如何辨气？"观其脉证，随证治之"。《伤寒论》的精髓，就是言不离脉证：太阳病脉证并治，少阳病脉证并治，阳明病脉证并治……有了脉证并治，才能做到"但见一证便是，不必悉具"。就是一个主症，加脉诊，就可以精准使用经方。如果没有脉诊，单凭主症，怎么能做到辨证论治呢？那只能退而求其次，对症治疗，走的自然是方证对应的路子了。

宋版《伤寒论》，开篇是"辨脉法"，然后是"平脉法"，最后是"伤寒例"。前两篇是辨人体之气机，后一篇是辨天地之气机。张仲景为医圣，其理论创新，参照内经运气篇，创造了六经辨证体系；其技术创新，就是把脉法系统性地纳入经方的六经辨证，言不离脉证。

而当今本科教材将开篇的三篇全部删除。目前，方证对应大行其道，《伤寒论》的层次，是提高了，还是降低了？

经典中医自洽体系，用脉指导用药，其技术被称为"药精"，就是中药的辨气论治。《辅行诀》中有设计出来的完整的大小补泻方系列，可以用来调脉。用脉来指导大小补泻方的临床应用，就是"药精"。其实，就是参照张仲景的思路，将《辅行诀》的辨证论治，提高到辨气论治层次。

只讲大小补泻方，不讲脉，就是辨证论治层次的《辅行诀》。

从这个意义上讲，"药精"的现实意义，就是弥补了现在缺失的《伤寒论》的辨气论治，又简化了"观其脉证"的技术环节。

《伤寒论》言不离脉证，《伤寒论》之前，多言证，少言脉，张仲景首次系统性地把脉法引入经方，脉证是《伤寒论》最精华的部分。"观其脉证，知犯何逆，随证治之"。

根据脉象加主症，是否可以精准指导经方应用？思路在《难经》。

《难经》中有完整的四诊体系，逻辑清楚，方法简单，客观标准，可以定独处藏奸，一脉为十变。脉有六部，当有六十种脉法。古代圣人提供的理论和方法，可以实现"脉"与"症"无缝对接，针药与脉证无缝对接，可以诊断何脏为病，传自何脏，受于何邪。最关键的，可以与大小补泻方无缝对接，形成《辅行诀》脉证并治体系，也使得经典中医自洽体系的"药精"技术更上一层楼。根据脉而"知犯何逆"，根据症选择大小补泻方而"随证治之"。

"十难曰：一脉为十变者，何谓也？"

"然：五邪刚柔相逢之意也。假令心脉急甚者，肝邪干心也；心脉微急者，胆邪干小肠也；心脉大甚者，心邪自干心也；心脉微大者，小肠邪自干小肠也；心脉缓甚者，脾邪干心也；心脉微缓者，胃邪干小肠也；心脉涩甚者，肺邪干心也；心脉微涩者，大肠邪干小肠也；心脉沉甚者，肾邪干心也；心脉微沉者，膀胱邪干小肠也。五脏各有刚柔邪，故令一脉辄变为十也。"

何以知"肝邪干心"？独处必在男子左寸，何以知"肝"？必见肝的症状。全部答案都在《难经·四十九难》："然：其色当赤。何以言之？肝主色，自入为青，入心为赤，入脾为黄，入肺为白，入肾为黑。肝为心邪，故知当赤色也。其病身热，胁下满痛，其脉浮大而弦。"肝主色，凡是面部所表现出来的颜色，都与肝有关。脉独处在左寸，面色红，病在心，由肝而来无疑。此为"虚邪"。

《难经》对五邪的定义，也在四十九难："何谓五邪？然：有中风，有伤暑，有饮食劳倦，有伤寒，有中湿。此之谓五邪。"五邪属于五行，同一五行之五邪入五藏，称"正经自病"。四十九难曰："有正经自病，有五邪所伤，何以别之？"

"然：经言忧愁思虑则伤心；形寒饮冷则伤肺；恚怒气逆，上而不下则伤肝；饮食劳倦则伤脾；久坐湿地，强力入水则伤肾。是正经之自病也。"

由此而知，既然是肝传心，其原因必与恚怒或者风邪相关，从后来者，为虚邪。其他情况，在五十难中："五十难曰：病有虚邪，有实邪，有贼邪，有微邪，有正邪，何以别之？

"然：从后来者为虚邪，从前来者为实邪，从所不胜来者为贼邪，从所胜来者为微邪，自病者为正邪。何以言之？假令心病，中风得之为虚邪，伤暑得之为正邪，饮食劳倦得之为实邪，伤寒得之为微邪，中湿得之为贼邪。"

《难经》中有完整的四诊体系，简明扼要。《难经·六十一难》"曰：经言，望而知之谓之神，闻而知之谓之圣，问而知之谓之工，切脉而知之谓之巧。何谓也？"

"然：望而知之者，望见其五色，以知其病。闻而知之者，闻其五音，以别其病。问而知之者，问其所欲五味，以知其病所起所在也。切脉而知之者，诊其寸口，视其虚实，以知其病，病在何脏腑也。经言，以外知之曰圣，以内知之曰神，此之谓也。"

望而知之者，望见其五色，即"肝主色，自入为青，入心为赤，入脾为黄，入肺为白，入肾为黑"。

闻而知之者，闻其五音，即"肺主声，入肝为呼，入心为言，入脾为歌，入肾为呻，自入为哭"。

问而知之者，问其所欲五味，即"脾主味，入肝为酸，入心为苦，入肺为辛，入肾为咸，自入为甘"。

切脉而知之者，诊其寸口，即"独处藏奸"，太过不及。

根据《难经》脉证体系，可以将小补泻方纳入其中。取火行，以脉为纲，男子为例，女子相反，整理如下。

肝邪入心 〉〉〉

肝邪入心，肝邪为恚怒气逆，中风，属虚邪，入心为赤，左寸太过用小泻心包汤，左寸不及用小补心包汤，加小泻肝汤。

心邪自干心 〉〉〉

心邪自干心，心邪为忧愁思虑，伤暑，属正邪，自入为焦臭，左寸太过用小泻心包汤，左寸不及用小补心包汤，加小泻心包汤。

脾邪入心 〉〉〉

脾邪入心，脾邪为饮食劳倦，属实邪，入心为苦，左寸太过用小泻心包汤，左寸不及用小补心包汤，加小泻脾汤。

肺邪入心 〉〉〉

肺邪入心，肺邪为形寒饮冷，伤寒，属微邪，入心为言，左寸太过用小泻心包汤，左寸不及用小补心包汤，加小泻肺汤。

肾邪入心 〉〉〉

肾邪入心，肾邪为久坐湿地，强力入水，伤寒，属贼邪，入心为汗，左寸太过用小泻心包汤，左寸不及用小补心包汤，加小泻肾汤。

其他组合，可依此排列。

大泻方与大补方组成原则

- 原小泻方两体一用，缺化味。组成大泻方时，本小泻方加子小泻方，去掉子小泻方一体味，加本小泻的方化味，即五苦之"急食"。子小泻方的君药实际在其母的位置，所以为退。

- 大补方为本小补方加子小补方，去掉子小补方使药而成。加子小补方，为进。

大泻肝汤

- 治头痛，目赤，多恚怒，胁下支满而痛，痛连少腹迫急无奈者方。
- 枳实（熬）、白芍、生姜（切）各三两，黄芩、大黄、甘草（炙）各一两。
- 以水五升，煮取二升，温分再服。
- 头痛目赤，为黄芩证，胆火上攻所致；多恚怒，为大黄证；迫急的基础上，更加重近急到无奈的程度，加甘草。

小泻方	肝	心	心包	脾	肺	肾
君	枳实	龙胆草	黄连	干姜	葶苈子	茯苓
臣	生姜	戎盐	大黄	甘草	白芍	黄芩
佐	白芍	栀子	黄芩	附子	大黄	甘草

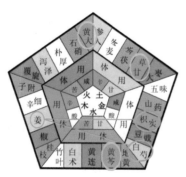

《【大泻肝汤方证图】

- 黄芩：头痛目赤，胆火上攻所致。

- 大黄：多恚怒。

- 甘草（炙）：配白芍酸甘除痉。迫急的基础上，又更加重，近急到无奈的程度，肝苦急，急食甘以缓之。

大泻肝汤组方法则分析

- 肝苦急，急食甘以缓之：甘草味甘属土。

- 从前来者为实邪，此子能令母实，入肝经药为之引，用泻心火药为君，是治实邪之病也。黄芩、大黄为小泻心包汤的两味药。

- 大泻肝汤的药味辛咸甘酸苦五味俱全。

- 药味为六味，所加除"急食"之品的另外两种药味，其分量均为一两（计量单位特殊者除外），煎药的液体容量为五升，煮取两升，服法为"日再服"。

- 本脏所加子脏小泻方需换掉原君药，一国不容二君，其余四脏皆同。

- 其余四脏"大泻"方，基本遵循以上法则。

大补肝汤

- 治肝气虚，其人恐惧不安，气自少腹上冲咽，呃声不止，头目苦眩，不能坐起，汗出心悸，干呕不能食，脉细而结者方。

- 桂枝、干姜、五味子各三两，大枣十二枚，去核（一方作薯蓣，当从）；旋覆花、代赭石（烧）（一方作牡丹皮，当从）、竹叶各一两。

- 以水一斗，煮取四升，温服一升，日三夜一服。

小补方	肝	心	心包	脾	肺	肾
君	桂枝	瓜蒌	旋覆花	人参	五味子	地黄
臣	五味子	薤白	竹叶	干姜	旋覆花	甘草
佐	干姜	半夏	代赭石	甘草	麦门冬	竹叶
使	大枣	白蔹	豆豉	白术	细辛	泽泻

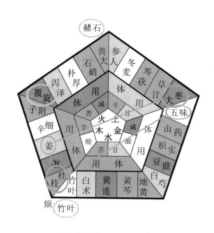

《【大补肝汤方证图】

- 代赭石：肝虚的程度更重，不只是恐疑，疑神疑鬼，出现害怕，心中不安，甚则心中跳动即是心气之动。

- 桂枝：气自少腹上冲咽，在气上冲心基础上，冲气更盛，盛到胸时，加五味子，再盛到咽部时，必加旋覆花。

- 旋覆花：呃声不止，嗳气，时时上顶，痛苦异常，旋覆花配代赭石为助，结脉亦为旋覆花所治特有之脉。

- 五味子：汗出，如兼恶风，为桂枝证。

- 竹叶：心中烦，配五味子酸苦除烦，不能食旋覆代赭，加上干姜，则气下呕止。

大补肝汤组方法则分析

- 在小补肝汤的基础上加入治疗"我生"之脏药物，小补心包汤三味：旋覆花（减）、代赭石（减）、烧竹叶（苦）。

- 大补肝汤与大泻肝汤一样也是五味俱全。

- 药味为六味，所加除"急食"之品的另外两种药味，其分量均为一两（计量单位特殊者除外），煎药的液体容量为五升，煮取两升，服法为"日再服"。

- 大补方去掉子脏小补方使药，其余四脏"大补"方（除大补心汤），基本同样遵循以上法则。

- 肝虚则恐，程度不重的时候，只是心中恐疑，时多噩梦；胃中浊气不降，上逆则口臭，旋覆花下气最验，如配半夏，中焦气机得开，痞结消散，效果更佳。

大泻心（包）汤

- 治心中怔忡不安，胸膺痞满，口中苦，舌上生疮，面赤如新妆，或吐血、衄血、下血者方。

- 黄连、黄芩、大黄各三两，白芍、干姜（炮）、甘草（炙）各一两。

- 以水五升，煮取二升，温分再服，日二。

小泻方	肝	心	心包	脾	肺	肾
君	枳实	龙胆草	黄连	干姜	葶苈子	茯苓
臣	生姜	戎盐	大黄	甘草	白芍	黄芩
佐	白芍	栀子	黄芩	附子	大黄	甘草

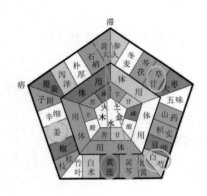

≪【大泻心（包）汤方证图】

- 大黄：配干姜咸辛除滞，治面赤如新妆。

- 干姜（炮）：配黄芩辛苦除痞。亦防止用寒凉太过，亦主吐血、下血、衄血。

- 甘草：配炮姜甘辛化苦，苦以坚化苦泻心，亦有防止苦燥伤阴之用。

- 白芍：心苦缓，急食酸以收之，并与干姜辛酸化甘。

大补心（包）汤

- 治心中虚烦，懊侬不安，怔忡如车马惊，饮食无味，干呕气噫，时或多唾，其人脉结而微者方。

- 代赭石烧赤，入酢中淬三次，打（一方作牡丹皮，当从）；旋覆花、竹叶各三两；豉（一方作山萸肉，当从）、人参、甘草（炙）干姜各一两。

- 以水一斗，煮取四升，温服一升，日三夜一服。

小补方	肝	心	心包	脾	肺	肾
君	桂枝	瓜蒌	旋覆花	人参	五味子	地黄
臣	五味子	薤白	竹叶	干姜	旋覆花	甘草
佐	干姜	半夏	代赭石	甘草	麦门冬	竹叶
使	大枣	白戬	豆豉	白术	细辛	泽泻

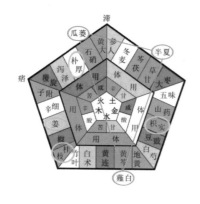

≪【大补心（包）汤方证图】

- 枳实：痰塞胸膈，或胸中有水气，心中痞。

- 厚朴：胸满，配枳实更佳，配桂枝咸辛除滞。

- 桂枝：气上冲，如果从胁下逆冲到心胸，配枳实。

- 半夏：胸膈之气不利，出现气塞，不得卧。

- 生姜：配薤白辛苦除痞，亦治气逆欲呕。

大泻脾汤

- 治腹中胀满，干呕，不能食，欲利不得，或下利不止者方。
- 附子一枚，干姜（炮）、甘草（炙）各三两；黄芩、大黄、白芍各一两。
- 以水三升，煮取二升，温分再服，日二。
- 胀而不痛为附子证，若兼痛，胀痛，则为枳实证。
- 不能食，是胃中冷，不能消谷，为干姜证。
- 欲利不得为大黄证。即肠中有热，化燥，或半燥之时，大便难，或不爽。

小泻方	肝	心	心包	脾	肺	肾
君	枳实	龙胆草	黄连	干姜	葶苈子	茯苓
臣	生姜	戎盐	大黄	甘草	白芍	黄芩
佐	白芍	栀子	黄芩	附子	大黄	甘草

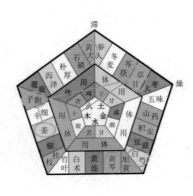

≪【大泻脾汤方证图】

- 附子：胀而不痛，配大黄咸辛除滞。

- 干姜：胃中冷，不能食。

- 大黄：欲利不得，肠中有热，化燥，或半燥之时，大便难，或不爽，配甘草甘咸除燥。

- 黄芩：脾苦湿，急食苦以燥之，或下利不止，加白芍。

大补脾汤

- 治脾气大疲，饮食不化，呕吐下利，其人枯瘦如柴，立不可动转，口中苦干渴，汗出，气急，脉微而时结者方。

- 人参、甘草（炙）、干姜各三两；白术、麦冬、五味子、旋覆花（一方作丹皮，当从）各一两。

- 以水一斗，煮取四升，温分四服，日三夜一服。

小补方	肝	心	心包	脾	肺	肾
君	桂枝	瓜蒌	旋覆花	人参	五味子	地黄
臣	五味子	薤白	竹叶	干姜	旋覆花	甘草
佐	干姜	半夏	代赭石	甘草	麦冬	竹叶
使	大枣	白蔹	豆豉	白术	细辛	泽泻

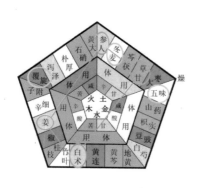

《【大补脾汤方证图】

- 麦冬：枯瘦如柴。

- 白术：立不可动转，有湿气重着使然。

- 干姜：配合白术祛寒除湿。

- 人参：口中苦干渴，麦冬与五味子为之助，成生脉散。

- 五味子：汗出。

- 旋覆花：气急而脉结者，配麦冬甘咸除燥。

大泻肺汤

- 治胸中有痰涎，喘不得卧，大小便闭，身面肿，迫满，欲得气利者方。

- 葶苈子（熬）、大黄、白芍各三两，甘草（炙）、黄芩、干姜各一两。

- 以水五升，煮取二升，温分再服，日二服。

- 喘不得卧，为痰水为患，小便闭，水道堵塞不通，为葶苈证；黄芩助葶苈逐水，与白芍配伍下血痹。

小泻方	肝	心	心包	脾	肺	肾
君	枳实	龙胆草	黄连	干姜	葶苈子	茯苓
臣	生姜	戎盐	大黄	甘草	白芍	黄芩
佐	白芍	栀子	黄芩	附子	大黄	甘草

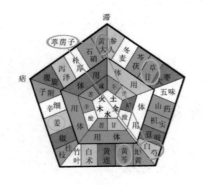

《【大泻肺汤方证图】

- 葶苈子：痰水为患，喘不得卧，水道堵塞不通，小便闭。

- 黄芩：助葶苈逐水，配干姜辛苦除满，又与白芍配伍下血痹。

- 干姜：肺苦气上逆，急食辛以散之，又配大黄咸辛除滞，配黄芩辛苦除痞。

大补肺汤

- 治烦热汗出，少气不足息，口干，耳聋，脉虚而快者方。

- 麦冬、五味子、旋覆花各三两（一方作牡丹皮，当从）；细辛、地黄、竹叶、甘草各一两。

- 以水一斗，煮取四升，温分四服，日三夜一服。

小补方	肝	心	心包	脾	肺	肾
君	桂枝	瓜蒌	旋覆花	人参	五味子	地黄
臣	五味子	薤白	竹叶	干姜	旋覆花	甘草
佐	干姜	半夏	代赭石	甘草	麦冬	竹叶
使	大枣	白戟	豆豉	白术	细辛	泽泻

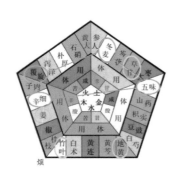

烦

《【大补肺汤方证图】

- 竹叶：烦热汗出，心中虚烦，配五味子苦酸除烦。

- 甘草：少气不足以息。

- 地黄：熟地黄主苦遗精，脐下不仁。生地黄主虚劳失精，骨蒸羸瘦，腰痛，骨痿不可行走，耳聋，足下热，夜半咽中干痛。

大泻肾汤

- 治小便赤少，时溺血，少腹迫满而痛，腰痛如折，耳鸣者方。

- 茯苓、甘草、黄芩各三两；大黄、白芍、干姜各一两。以水五升，煮取二升，日二温服。

小泻方	肝	心	心包	脾	肺	肾
君	枳实	龙胆草	黄连	干姜	葶苈子	茯苓
臣	生姜	戎盐	大黄	甘草	白芍	黄芩
佐	白芍	栀子	黄芩	附子	大黄	甘草

《【大泻肾汤方证图】

- 黄芩：时溺血，下部出血。

- 白芍：少腹迫满而痛，重者加甘草酸甘除痉。

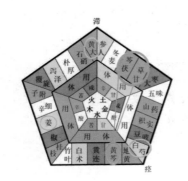

- 茯苓：耳鸣，另有水结在膀胱，腹满，在少腹而痛，同时有小便少，如有急结则加桂枝开结气。现水与血互结在下焦，为茯苓大黄合证，大黄主少腹满痛之属血结者，并主如狂，暮则谵语，如见鬼状。

- 干姜：腰中沉重如折，干姜与甘草合用共主之。寒着于肾之外府，水寒之气。局部有寒，局部有热。膀胱热而肾外府寒，故寒热并用。

- 大黄：肾苦燥，急食咸以润之，配合黄芩止血效果更佳，配干姜辛咸除潜。

大补肾汤

- 治精血虚少，骨痿，腰痛，不可行走，虚热冲逆，头目眩，小便不利，脉软而快者方。
- 地黄、竹叶、甘草各三两；泽泻、桂枝、干姜、五味子各一两。
- 以长流水一斗，煮取四升，温分四服，日三夜一服。

小补方	肝	心	心包	脾	肺	肾
君	桂枝	瓜蒌	旋覆花	人参	五味子	地黄
臣	五味子	薤白	竹叶	干姜	旋覆花	甘草
佐	干姜	半夏	代赭石	甘草	麦门冬	竹叶
使	大枣	白蔹	豆豉	白术	细辛	泽泻

《【大补肾汤方证图】

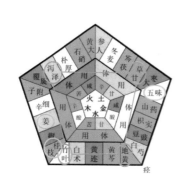

- 地黄：精气虚少，骨痿。

- 竹叶：助地黄苦以坚之。

- 干姜：腰痛，以中制下之意。

- 桂枝和五味子：虚热冲逆，头目眩。

- 泽泻：小便不利。

- 甘草：腹中急，配五味子酸甘除痉，甘以缓其急。

小泻方	肝	心	心包	脾	肺	肾
君	枳实	龙胆草	黄连	干姜	葶苈子	茯苓
臣	生姜	戎盐	大黄	甘草	白芍	黄芩
佐	白芍	栀子	黄芩	附子	大黄	甘草

小补方	肝	心	心包	脾	肺	肾
君	桂枝	瓜蒌	旋覆花	人参	五味子	地黄
臣	五味子	薤白	竹叶	干姜	旋覆花	甘草
佐	干姜	半夏	代赭石	甘草	麦门冬	竹叶
使	大枣	白蔹	豆豉	白术	细辛	泽泻

【规范化小补泻方表】

规范化大补泻汤组成

- **木**：小补肝汤 + 小补心汤
- **火**：小补心汤 + 小补脾汤
- **土**：小补脾汤 + 小补肺汤
- **金**：小补肺汤 + 小补肾汤
- **水**：小补肾汤 + 小补肝汤

- **木**：小泻肝汤 + 小泻心汤
- **火**：小泻心（包）汤 + 小泻脾汤
- **土**：小泻脾汤 + 小泻肺汤
- **金**：小泻肺汤 + 小泻肾汤
- **水**：小泻肾汤 + 小泻肝汤

阳补进七，阴泻退六，大补汤去化味。

大小泻方经方颗粒替代方案 ▷▷▷

▌五藏泻方表

方名	小泻			大泻		
小泻肝汤	枳实	芍药	生姜			
大泻肝汤	枳实	芍药	生姜	黄芩	大黄	甘草
小泻心汤	黄连	黄芩	大黄			
大泻心汤	黄连	黄芩	大黄	干姜	甘草	芍药
小泻脾汤	干姜	甘草	附子			
大泻脾汤	干姜	甘草	附子	大黄	芍药	黄芩
小泻肺汤	葶苈	大黄	芍药			
大泻肺汤	葶苈	大黄	芍药	甘草	黄芩	干姜
小泻肾汤	茯苓	甘草	黄芩			
大泻肾汤	茯苓	甘草	黄芩	大黄	芍药	干姜

大小泻汤方案

小泻肝汤：四逆散

大泻肝汤：四逆散＋泻心汤（金匮）

小泻心汤：泻心汤（金匮）

大泻心汤：泻心汤＋四逆汤

小泻脾汤：四逆汤

大泻脾汤：四逆汤＋三子养亲汤

小泻肺汤：三子养亲汤

大泻肺汤：三子养亲汤＋猪苓汤

小泻肾汤：猪苓汤

大泻肾汤：猪苓汤＋四逆散

大小补方经方颗粒替代方案 »»»

▌五藏补方表

方名	小补				大补		
小补肝汤	桂枝	干姜	五味	大枣			
大补肝汤	桂枝	干姜	五味	大枣	旋覆	代赭	竹叶
小补心汤	旋覆	代赭	竹叶	山萸			
大补心汤	旋覆	代赭	竹叶	山萸	人参	甘草	干姜
小补脾汤	人参	甘草	干姜	白术			
大补脾汤	人参	甘草	干姜	白术	麦冬	五味	旋覆
小补肺汤	五味	麦冬	旋覆	细辛			
大补肺汤	五味	麦冬	旋覆	细辛	地黄	竹叶	甘草
小补肾汤	地黄	竹叶	甘草	泽泻			
大补肾汤	地黄	竹叶	甘草	泽泻	桂枝	干姜	五味

大小补汤方案

- 小补肝汤：桂枝汤
- 大补肝汤：桂枝汤＋旋覆代赭汤
- 小补心汤：旋覆代赭汤
- 大补心汤：旋覆代赭汤＋理中汤
- 小补脾汤：理中汤
- 大补脾汤：理中汤＋生脉散
- 小补肺汤：生脉散
- 大补肺汤：生脉散＋金匮肾气汤
- 小补肾汤：六味地黄汤
- 大补肾汤：六味地黄汤＋桂枝汤

《辅行诀》自 1988 年《敦煌古医籍考释》收载以来，即引起了中医界的研究热潮。关于此书真伪，一般认为：此书不是近代的伪作，但也不可能是早于梁代的作品，作为一种古籍的传抄本，还是有保存的必要的。

《辅行诀》在学术上的特殊价值在于"五行互藏"理论的具体应用。《类经图翼·五行统论》曰："五行者，水火木金土也……第人皆知五之为五，而不知五者之中，五五二十五，而复有互藏之妙焉。"

汤液经图为"五行互藏"理论模型，其实就是河图的变化形式，将中土移至右上，保留五行套阴阳模式，表达为体用，进而发展为五行套五行的中药模式，即 25 味药精，与五腧穴相通。因此，经典中医自洽体系就有了针药相通的窗口，直接产生了"汤液脉法""汤液针法""汤液药法"等系列专有名词。

《辅行诀》以五行互藏理论指导中药分类，如"经云：在天成象，在地成形，天有五气，化生五味，五味之变，不可胜数，今者约列二十五种，以明五行互含之迹，以明五味变化之用"，提出了中药的五味分类，也含有五脏互藏理论，为中药理论中相同味的药可以归不同的经，不同味的药可以归相同的经提供了理论依据。

《医学源流论》提出："药有可解者，有不可解者，如性热能治寒，性燥能治湿，芳香则通气，滋润则生津，此可解者也。同一发散也，桂枝则散太阳之邪，柴胡则散少阳之邪；同一滋阴也，麦冬则滋肺之阴，生地则滋肾之阴。"不可解者，五脏互藏理论提供了解决问题的思路。除了二十五味药精和八十多味常用药外，本书中其他中药的五行归类，是有志者可选之重要课题。

有一个说法，《辅行诀》原本就是张大昌自己造的伪书，他有造《辅行诀》的学术实力，而且，《辅行诀》也确实与《素问》《灵枢》《伤寒论》《金匮要略》《备急千金要方》《千金翼方》《外台秘要》等书相关。

一本书，如果可以揭示经方组成原则，为《伤寒论》研究提供重要的依据和思路，而且为运气学组方提供了具体的解决方案，那不管这本书是不是伪书，作者是谁，功莫大焉。如果《辅行诀》果真出自张大昌之手，我倒是认为，张大昌更加伟大了，因为这不是历史选择了张大昌，而是张大昌创造了历史。

如果张大昌造了《辅行诀》，他就留下一个大缺陷，就是"补心汤""泻心汤"等不遵循汤液经图的规律，这个缺陷，已经在拙著《药精》中得到修补，重新建立了规范化大小补泻方体系，填补了经方辨气论治层次的空白，并直接应用于五运六气的治疗方案。

第五章：自治方药系统

『第五章』
自洽方药系统

　　自洽方药系统建立在五行的方位模型基础之上，"土居中央以灌四旁"。根据"一气周流，升降回环，如环无端"的原理，中医的理论围绕一个"圆"字，转得圆则为生理，转得不圆则为病理，找出不圆的地方就是诊断，把不圆的地方转圆了，就是治疗。如果说，汤液系统是河图的五行分类法，则自洽系统就是河图的阴阳分类法；汤液系统用的是五行时间模型，从木开始，自洽系统用的是五行的方位模型，以土为中心。

　　"一气周流"并不仅仅是人体自身的一种规律，是天地万物共同的运动规律。一气周流的运行规律，无处不在，对五行之内的所有事物有相同的影响。任何一个层面，一气的任何一段郁滞，出现变化，这个系统都受到影响。

　　方药或针灸，为我们提供了把圆转动的工具。河图是一个大圆，大圆中又包含木、火、土、金、水五个小圆，每个小圆，又分升支和降支。方药的分类，就可以依据这个模型。如果把经方比喻为导弹，那自洽方药系统就是导弹发射架，脉诊就是导航系统。

　　单药的分类相对简单，方剂则复杂很多。每个方中，一般都会升降并用，寒热并用。这种情况下，方剂的归类，主要依据君药的作用来定。理论上讲，所有单药和方剂都会在立体河图中占据一个位置而进入系统，这样就可以在脉诊的指导下，配合主诉选择使用。

补中土药

炙甘草： 温补中气；温补中宫，运输四家，功可回生，性极壅滞。

干姜： 大辛，大热。
入肺、心、脾、胃经。回阳救逆，温中散寒，温肺化饮，温经止血。温运中气；温中燥土，健胃升脾，里寒最宜，津亏忌用。

人参： 甘、微苦，微寒。
补中生津，大补中气，化生津液，最宜虚家，有滞忌用。

大枣： 甘，微温。
归脾、胃经。补中益气，养血养津，调和荣卫，缓和药性。性极横滞，胀满不宜。

冰糖： 补中（白糖：养中）。

豆豉： 平补中气，兼收阴液；补中不热，平和之品，肝肺滞涩者不可用。

白术： 苦、甘，温。
入手太阳、少阴经、足阳明、太阴、少阴、厥阴经。平补土气，除湿生津；大补土气，除湿生津，固脱补虚，伤阴滞木。

薏苡仁： 甘，微寒。
除湿补土，阴虚忌用。

饴糖： 炒焦用，养中去瘀；温中润燥，极补土液，炒焦合用，不炒湿脾。

神曲： 调中去滞。

粳米： 甘、苦，平。
入手太阴、少阴经，养中清肺，虚燥相宜，煮成清汤，极利小便。

泻中土药

大黄： 苦，大寒。
入阳明经，走脾、胃、大肠、心包、肝经。攻积导滞，泻火解毒，逐瘀通经。猛烈非常，败脾寒中，用须审慎。

厚朴： 苦、辛，温。
入肝、胃、肺、大肠经。行气燥湿，降逆平喘，温泻积气；善降胃气，由降而升。性热不寒，阴虚忌用。

草果： 温运积滞。

玄明粉： 辛、甘。
滑泻积热；寒滑第一，润燥破坚，虚寒误服，脾阳绝死。

苍术： 甘、温。
入足阳明、太阴经。除湿发汗，性燥伤津。

鸡内金： 消食最良，过用伤胃。

中土升降药

茯苓： 甘、淡，平。
入手太阴、足太阳、少阳经，走心、肺、肝、膀胱经。淡渗利水，健脾补中。升脾去湿；泄水利湿，下达迅速，阴虚便利不可轻用。

泽泻： 甘、咸，寒。
入足太阳、少阴经。去湿升脾；泄水利湿，下达迅速，功倍二苓，不可多用。

扁豆： 利湿升脾。

干姜： 大辛，大热。
入肺、心、脾、胃经。回阳救逆，温中散寒，温肺化饮，温经止血。升脾健胃，阴虚忌用；温中燥土，健胃升脾，里寒最宜，津亏忌用。

半夏： 辛、苦，微寒，熟温。
入足阳明、太阴、少阳经。降胃燥痰，阴虚忌用；降胃燥湿，除痰破结。燥湿化痰，降逆止呕，消痞散结。中虚、阴虚均须慎用。

天南星： 苦、辛。
降胃润痰，不伤阴液。

藿香： 甘、辛，微温。
入太阴经，降胃温胃。

扁豆： 降胃补土，阴虚最宜。

吴茱萸： 辛、苦，大热。
入足太阴、少阴、厥阴经。温降胃胆；温暖脾胃，润而不燥，沉重下行，肝寒亦宜。

补木药

当归： 辛、甘，大温。
入手少阴经、足太阴、厥阴经。和血润燥，湿脾滑肠；峻补肝血，性温而润，滑肠湿脾，唯动伤阴。

羊肉： 温补木气，滋养非常。

阿胶： 甘、辛，微温。
入手太阴、足少阴、厥阴经。润木息风，脾湿忌用；养血清风，专平疏泄，不寒不燥，唯易湿脾。

乌梅： 酸，温。
大补木气，收敛生津。

酸枣仁： 滋补胆经。

艾叶： 苦，温。
温补肝阳。

熟地： 甘，微苦，微寒。
入少阴、足厥阴经，走肝、肾、脾经。滋肾填髓，补脾益阴，利脉止泻。养血息风，木燥妙品；极润风燥，极清血热，湿脾寒中，不可误用。

泻木药

苦楝子： 专破结气，并止热痛。

桃仁： 苦，平。
入厥阴经，性热破血，善破瘀血，性热而滑。

红花： 专去瘀血，去瘀生新。

香附： 甘，微寒。
专泻肝经。

郁金： 辛、苦。
泻肝解郁。

五灵脂： 甘，温。
祛瘀散结。

赤芍： 最散木气。

延胡索： 苦、辛，温。
入太阴经，专攻木气，去结散血。

木升降药

桂枝： 辛、甘，温。
入足太阳经。升达肝阳，阴虚慎用；调和荣卫，最益表阳，
疏泄偏升，津伤忌用。

川芎： 辛，温。
入厥阴、少阳经，温升肝经，窜性最大。

蒺藜： 温升肝经，兼能滋补。

木香： 辛、苦，热。
温升肝经，木燥忌用。

白芍：　酸、苦，微寒。
入太阴经。专降胆经，收敛相火；专调荣郁，极敛疏泄，善收相火，却能寒中。走肝、脾经，生血敛阴，柔肝止痛，平抑肝阳。

肉桂：　甘、辛，温。
温降胆经，直达肾脏。

吴茱萸：　辛、苦，大热。
入足太阴、少阴、厥阴经。温降胃胆；温暖脾胃，润而不燥，沉重下行，肝寒亦宜。

龙胆草：　大苦，寒。
清降胆经。

黄芩：　苦、甘，微寒。
入手太阴经，凉降胆经；专清木热，最平风燥，唯易寒中，用须审慎。

厚朴：　苦、辛，温。
入肝、胃、肺、大肠经。行气燥湿，降逆平喘，温泻积气；善降胃气，由降而升。性热不寒，阴虚忌用。

猪胆汁：　苦、咸，寒。
凉降胆经；寒润第一，极降相火。

补火药

薤白：　辛、苦，温。
治胸痹之病，喘息咳唾，胸背痛，短氧，寸口脉沉而迟，关上小紧数。

小麦：　甘，凉。
归心、脾、肾经。养心阴，安心神。
温补肝肾之品，皆补心火，并补相火。

泻火药

黄连： 苦、寒。

入手少阴经，专清心火，并除湿热；清火第一，败脾第一。

莲心： 专清心火。

灯心草： 轻清心火。

栀子： 微苦，大寒。

凉泄心火，清除瘀热，极寒中气。

朱砂： 甘，凉。

妄降心火。

黄柏： 苦、微辛，寒。

入足太阳、少阴经，清泻相火；极清下热，极泻相火，右
尺虚者，败土寒中。

火升降药

柴胡： 苦、微辛，凉。

入少阳、厥阴经，走肝、胆、三焦、心包经。和解退热，
疏肝解郁，升举阳气。专升命门，善解结气，专解少阳，
气虚服之也能出汗。

- 凡温补肝肾之品，皆能升火；凡泻火之品，皆能泻火；唯
肉桂补火，系温降胆经相火。

补金药

山药： 甘，平。

入手太阴经，走肺、脾、肾经。健脾补肺，补降肺胃，益肾养阴。

沙参： 苦、甘，微寒。

补肺生津。

百合： 甘，平。

凉降肺气，胃寒忌用。

麦门冬： 甘、微苦，微寒。

入手太阴经，走心、脾、胃经。养阴润肺，清心除烦，益胃生津。凉补肺液，胃虚忌用；最润心肺，能生阴液，中下虚者，聚水败脾。

西洋参： 甘、微苦，凉。

归心、肺、肾经。补肺生津，收降力大。

糯米： 补肺生津，阴虚最宜。

白芨： 苦、甘，微寒。

专补肺损，阴虚最宜。

黄精： 润补肺胃，补阴虚妙品。

泻金药

牛蒡子： 泻肺、伤津。

贝母： 辛、苦，微寒。

泻肺清热，专化燥痰；善消热痰，也能寒中。

麻黄： 甘，苦，温热。

入手太阴、足太阳经，泻肺发汗，力猛慎用；专泻卫郁，极开闭敛，发汗利水，耗气伤津。

薄荷： 辛、苦，凉。

入手太阴、厥阴经，泻肺发汗，虚家少用。

黄芩： 苦、甘，微寒。

入手太阴经，清热泻肺，凉降胆经；专清木热，最平风燥，唯易寒中，用须审慎。

石膏： 甘、辛，微寒。

入手太阴、少阳、阳明经，凉泻肺燥，最能寒中；大寒之品，极清肺燥，中下虚寒，切不可服，研碎生用，熟用害人。

白芥子： 泻肺化痰，阴虚忌用。

苏子： 大泻肺气。

葶苈子： 苦、辛，大寒。
大泻肺水，力猛非常；专下痰水。

金升降药

黄芪： 甘，微温。
入手少阳、足太阴、足少阴经、命门之剂。走三焦，实卫气，
阴虚忌用。

升麻： 微苦、甘、辛，凉。
入阳明、手太阴经，走胃、脾、肺经。发表透疹，解毒升阳。
兼升大肠。

葛根： 甘，温。
阳明经引经药，专升大肠，凉润解表；善清胃热，降浊升清，
凉润肺气，因亦清表。

杏仁： 甘、苦，温。
入手太阴经，降肺化痰，阴虚慎用；温泻肺气，兼解卫郁，
降逆平喘，平和之品。

桔梗： 辛、苦，微温。
入手太阴、足少阴经，降肺排脓，阴虚忌用；排脓破滞。

陈皮： 辛、微苦，温。
温降肺胃。

枇杷叶： 疏降肺胃。

竹叶： 辛、苦，大寒。
专降肺气，清凉不寒；清降肺胃，最解烦郁。

枳实： 苦、酸、咸，寒。
降气通滞，气虚忌用；寒泻积气，败脾寒中。

补水药

附子： 大辛、甘，大热，有毒。
入手少阳经，诸经引经药。三焦、命门之剂，回阳救逆，补阳益火，温中止痛，散寒燥湿。专补肾阳，兼温肝脾，除湿破结；最增木热，用须审慎。

巴戟： 温补肾肝，滋润不燥。

菟丝子： 温肾补精。

淫羊藿： 温补肾肝，平和之品。

覆盆子： 温补胆肾，能收小便。

熟地： 甘、微苦，微寒。
入少阴、足厥阴经，走肝、肾、脾经。滋肾填髓，补脾益阴，利脉止泻。

肉苁蓉： 甘、咸、酸，温。
温补肝肾。

补骨脂： 温补肝阳。

胡桃： 温补肾阳。

泻水药

车前子： 除湿利水。

猪苓： 甘、苦，寒。
入足太阳、少阴经，利水通窍；泻水利湿，兼达汗孔，阴虚便利，务须慎用。

通草： 通利水道；泻水通经，便利少用。

海金沙： 泄水去结。

萆薢： 通利水道。

水升降药

凡补品皆升，泻品皆降。

河图 55 首经方系统 ▶▶▶

土类方 - 11 首

- 四逆汤
- 二陈汤
- 平胃散
- 附子理中汤
- 参苓白术散
- 补中益气汤
- 十全大补汤
- 半夏厚朴汤
- 旋覆代赭汤
- 香砂六君子汤

水类方 - 11 首

- 猪苓汤
- 济川煎
- 真武汤
- 八正散
- 左归饮
- 右归饮
- 桂附地黄汤
- 知柏地黄汤
- 六子延宗汤
- 潜阳封髓汤
- 麻黄附子细辛汤

金类方 - 12 首

- 麻黄汤
- 生脉散
- 白虎汤
- 增液汤
- 麦门冬汤
- 大承气汤
- 麻子仁汤
- 小青龙汤
- 桃核承气汤
- 麻杏石甘汤
- 荆防败毒散
- 葶苈大枣泻肺汤

火类方 - 6 首

- 泻心汤
- 引火汤
- 炙甘草汤
- 天王补心汤
- 枳实薤白桂枝汤
- 桂枝龙骨牡蛎汤

木类方 - 15 首

- 桂枝汤
- 四逆散
- 逍遥散
- 四物汤
- 温经汤
- 温胆汤
- 乌梅汤
- 小柴胡汤
- 吴茱萸汤
- 龙胆泻肝汤
- 桂枝茯汤
- 少腹逐瘀汤
- 当归补血汤
- 黄芪桂枝五物汤
- 桂枝芍药知母汤

第六章：药精证治范例

『第六章』
药精证治范例

　　"有是证用是方"是辨证施治的指导思想。同一个证，方有若干，如何选择最适合的方子，可以参考脉和色，另根据主诉，选择经方配合使用，可以化繁为简。经方为经典之方，经验之方，法则严谨，结构严密，历经万世而不衰，是临证处方之首选。

　　自洽药法体系中，根据使用经方颗粒的实际情况，选择了55首经方，正合河图大衍之数，每条经方，都可以在立体河图中有一统领之地，排列组合，变化无穷。如需加减，则有相应按河图分类的单方药可以选择。经方颗粒系统是以方剂互相加减的模式使用，与常规的饮片相比，有其简单、灵活、方便的优势。又可分可合，上午升阳，下午降阴，克数可随河图数而入脏腑，可上午用奇，下午用偶，又可以按卦意配数，达到"法于阴阳，合于术数"之要求。

　　本章所用范例之方，并非唯一，只是样板，范例以外的病症，可以按范例中的理法推而广之。临床实践当中具体处方用药可以根据主诉、色脉情况加以调整。

中轴不转

- 湿阻中焦，清阳不升，浊阴不降
- 扶阳抑阴，泻水补火

  香砂六君子汤，附子理中汤，二陈汤，半夏厚朴汤，

  参苓白术散，真武汤，四逆汤 + 四逆散

阳　虚

- 水寒土湿，脾阳不升，肝血不温
- 升脾阳，温肝血，祛湿

  桂枝汤 + 四逆汤
- 兼血虚，四物汤加桂枝汤（太阳）或四逆汤（太阴）

阴　虚

- 胃土不降，肺金不敛，君相升泻
- 降胃敛肺，双清君相
- 麦门冬汤 + 桂枝龙骨牡蛎汤
- 兼气虚，用生脉散加麦门冬汤（阴虚多）或加黄芪桂

  枝五物汤（气虚多），当归补血汤

气 滞

- 土湿肺胃不降，君相升炎，上热下寒；或脾虚下陷，木气不升
- 症见痞闷，嗳气，喘咳
- 左肝右肺，肺气积聚，则塞于胸膈右胁；而肝气积聚，则多于肺，塞与脐腹左胁
- 右：清肺降胃祛湿，泻多补少

  三子养亲汤或麦门冬汤 + 平胃散
- 左：补脾疏肝，补多泻少

  补中益气汤 + 四逆散或桂枝汤

  十全大补汤 + 四逆散

血 瘀

- 水寒土湿，木陷血瘀，君相失根，半身上热
- 血失其华，紫变而黑，皮肤枯槁，目眦青黑
- 温下清上

  桂枝茯苓汤 + 四逆汤

血 证

衄血
- 胃土不降，肺卫失敛，君相升泻，火炎金伤
- 清金敛肺，降胃气

  麦门冬汤 + 生脉散
- 兼下有寒湿，加理中汤

吐血

- 水寒土湿，胃土不降

- 紫黑成块为土败阳虚，中下寒湿

- 血色鲜红为君相升泻，火炎金伤

- 补中培土，祛湿温寒，清金敛血

  半夏厚朴汤 + 生脉散

便血

- 水寒土湿，胃土不降

- 紫黑成块为土败阳虚，中下寒湿

- 血色鲜红为君相升泻，火炎金伤

- 补中培土，祛湿温寒，清金敛血

  半夏厚朴汤 + 生脉散

尿血

- 水寒土湿，脾陷木郁，水道不敛

- 泻湿燥土，升木达郁

  桂枝茯苓汤 + 真武汤

神惊

- 水寒土湿，胆胃不降，相火不秘，君火失根

- 症见惊悸，失眠，健忘，奔豚

- 祛湿降胃，升肝敛胆

  桂枝龙骨牡蛎汤 + 二陈汤

  上热者，加温胆汤，下寒者，加真武汤

遗　精

- 水寒木郁，肝脾不升，精不交神

- 温肾阳，除脾湿，升肝

  卢氏真武汤 + 桂枝龙骨牡蛎汤

- 湿旺木郁而生下热者，用泽泻，牡丹皮，桂枝茯苓汤

- 愈郁则愈欲疏泄，夜半阳生而动，水不蛰，梦遗而泻，
  如有郁热，则宗筋常举

水　肿

- 燥土泻湿，疏木行水

- 水寒土湿，肝脾不升，水肿脐下

  五苓散 + 真武汤

- 肺胃不降，水肿脐上，喘满不得卧

  麻黄汤

- 木郁于下，相火泄露，膀胱湿热，淋涩赤黄

  猪苓汤

- 胆逆于上，热郁于上，喘满痰黄

  麻杏石甘汤

痰　饮

- 阳衰土湿，肺气壅滞，气不化水，郁蒸为痰
- 阳衰土湿，肾水凝郁，水不化气，停积为饮
- 咳嗽喘息，胸满气短，饮食不安，喜怒乖常
- 燥土泻湿，利气解郁
  二陈汤
- 上焦湿热，加白虎汤
- 下焦虚寒，加四逆汤
- 下在脐腹，加猪苓汤
- 流溢经络，加五苓散
- 一切痰饮，吐法最快，可用瓜蒂散

咳　嗽

- 阳虚土湿，胃土上逆，肺无降路，痰涎淫生
- 温阳化饮，降肺祛痰
  小青龙汤
- 如肺经化燥，胃逆胆升，相火刑金，戊土化燥，是生
  燥咳
  小青龙汤 + 白虎汤

经典中医自治体系

SELF-CONSISTENT SYSTEM OF CLASSICAL CHINESE MEDICINE

腹 痛

- 土湿木郁兼水寒，脾陷胃逆，肝胆郁遏
- 脾陷肝郁，痛在少腹
- 胃逆胆郁，痛在心胸
- 中气颓败，木邪内侵，痛在当脐
- 培土疏木，温寒祛湿
- 痛在少腹，小建中汤＋肾着汤
- 痛在心胸，小柴胡汤＋桂枝茯苓汤
- 兼水谷停积，大黄附子汤或小承气汤＋桂枝汤（生郁热）
- 兼瘀血，桂枝茯苓汤
- 兼血枯木燥，四物汤

便 秘

- 阳盛土燥，大便坚硬，小便数
  麻子仁汤，精液枯槁加增液汤
- 阳衰土湿，水谷化痰，肝肠生燥，粪如羊屎，色黑，甚则半月一行
  济川煎＋四逆汤
- 反胃噎隔，阳衰土湿，肝脾下陷，肺胃冲逆，肺津化痰，不能下润，胃寒湿，肠寒燥，便硬如弹丸，数日一行，善吐或不能食，或小便不利
  二陈汤＋生四逆汤，白蜜调服

泄 利

- 水寒土湿，脾气下陷，水不化气，下趋二肠，肝郁欲疏，前无所泄，后泄大肠

  附子理中汤 + 桂枝汤

- 木郁生热，及不受温燥者，皆用乌梅汤

- 胃胆上逆，肺逆不敛，相火上炎，宜温燥水土

腰 痛

- 水寒木郁，兼土湿

  生四逆汤 + 桂枝茯苓汤，或麻黄附子细辛汤

淋 沥

- 土湿木陷，水欲而不能，木欲泻而不能泻，阳根泄露而生寒，风动血消而生燥

- 培土泻湿，疏木清风

  五苓散或猪苓汤 + 桂枝汤

- 滑精，加桂枝龙骨牡蛎汤

- 出血，加桂枝茯苓汤

- 白浊必生痰，加二陈汤

- 膀胱热退后用温肾法善后

- 女子带下崩漏与此同理

闭 经

- 水寒土湿，木气不达，血瘀经闭
- 乙木遏陷，温气不扬，则生下热，甲木冲逆，相火不归，则生上热
- 蒸发皮毛，泄而为汗，汗出热退，经热又作

桂枝茯苓汤 + 四逆汤或少腹逐瘀汤或香砂六君子汤或小柴胡汤

痛 经

- 水寒土湿，肝气郁塞而伐脾

1. 经前腹痛

- 温燥水土，通经达木

桂枝茯苓汤 + 生四逆汤

2. 经后腹痛

- 血虚肝燥，风木伐土

桂枝茯苓汤 + 四物汤

月经不调

- 脾湿肝陷，通多塞少，先期而至，塞多通少，后期而至，皆血涩不利

桂枝茯苓汤 + 四物汤

崩 漏

- 土败木陷，气愈郁而愈欲泻

  桂枝茯苓汤＋四逆汤或补中益气汤

带 下

- 相火下衰，水寒土湿，肾水不藏，肝木疏泄，精液为带
- 相火上炎，则潮热盗汗，五心烦热，口干
- 温中祛湿，清金荣木，活血化瘀

  温经汤

骨 蒸

- 水寒土湿，肝木不升，温气下陷于肾水，同时克脾
- 胆木冲逆而生上热，同时克胃
- 燥土暖水，升达木气

  桂枝茯苓汤＋小柴胡汤，四逆汤善后

积 聚

- 血积为癥，木火失其生长，阴不上根，多上热，左积者血多气少
- 气积为瘕，金水失其收，阳不下蛰，多下寒，右积者气多血少

  桂枝茯苓汤，内热加大承气汤，内寒加阳合汤或大黄附子汤

历 节

- 土湿不升，水木俱陷，乙木风起，湿则肉伤，寒则骨伤，
  风则筋伤，三邪合于足三阴经，郁热经络
  桂枝芍药知母汤

消 渴

- 饮一便一，上伤燥热，下伤寒湿，上在肝肺，下在脾肾
  桂附地黄汤
- 上消下淋，土湿木郁，脾陷病淋，胃逆病消
  猪苓汤
- 饮一便二
- 水寒土湿，木气疏泄
  桂枝龙骨牡蛎汤 + 卢氏真武汤
- 肝气抑郁而生热，膀胱涩热，小便不通
- 肾阳泄露则生寒，肾藏寒滑，水泉不止

鼻 病

- 太阴脾胃升降失常
- 鼻塞涕多，麻黄汤 + 二陈汤
- 涕浊黏黄，麻杏石甘汤 + 二陈汤
- 鼻孔生疮，小柴胡汤 + 生脉散
- 声重语浊，荆防败毒散

耳 病

- 辛金失敛，甲木不降，浊气壅塞

- 升清降浊，欲升三焦，必升己木，欲降甲木，必降戊土

- 耳痛，相火郁发则为热肿，木邪冲突则为疼痛

  小柴胡汤 + 二陈汤

- 耳流黄水

  小柴胡汤 + 龙胆泻肝汤

- 耳聋，木气阻塞

  二陈汤 + 生脉散

眼 病

- 中轴不转，金水逆升，浊阴填塞，甲木不降，相火上炎

- 清气生发，浊气遏之，撞击作痛

- 相火上炎，肺金被灼，白睛红肿

- 甲木逆，相火虚，但痛不赤

- **1. 左目赤痛**
  小柴胡汤 + 通窍活血汤

- **2. 右目赤痛**
  白虎汤 + 生脉散

- **3. 目痛，上热下寒**
  乌梅丸 + 四逆汤

- **4. 目痛，不赤不热**
  桂枝汤 + 四逆汤

- **5. 目珠黄赤**
  龙胆泻肝汤

- **6. 昏花不明**
  桂枝茯苓汤 + 八珍汤

- **7. 目珠突出**
  小柴胡汤 + 八珍汤

痔 疮

- 脾土湿陷，肝木下郁，血不上行，大便脱失，凝为虑瘕，流为沉痔。凡遇中气寒郁，火陷痔发
- 升阳健脾，疏肝清热

  桂枝茯苓汤＋补中益气汤，肛热用桃核承气汤

第七章：凭脉用药纲要

『第七章』
凭脉用药纲要

四诊当中，脉和色最为客观，所以，经典中医一派临证，言不离色脉。《难经》中，色和脉，没有取舍之说，而是五行生克之间的关系。

"十三难曰：经言见其色而不得其脉，反得相胜之脉者，即死。得相生之脉者，病即自己。色之与脉，当参相应，为之奈何？

"然。五有五色，皆见于面，亦当与寸口尺内相应。假令色青，其脉当弦而急；色赤，其脉浮大而散；色黄，其脉中缓而大；色白，其脉浮涩而短；色黑，其脉沉濡而滑。此所谓五色之与脉，当参相应也。脉数，尺之皮肤亦数；脉急，尺之皮肤亦急；脉缓，尺之皮肤亦缓；脉涩，尺之皮肤亦涩；脉滑，尺之皮肤亦滑。五各有声色臭味，当与寸口尺内相应，其不相应者病也。假令色青，其脉浮涩而短，若大而缓为相胜；浮大而散，若小而滑为相生也。"

平脉施治，是经典中医的特点之一，也是比辨证施治更高的追求。《灵枢》的针脉系统，为我们提供了典范，把这个模式复制在方药当中，历代有很多医家做过有益的尝试，但至今为止，尚未创建出可以和《灵枢》媲美的针药体系。自治体系药法系统，以自治为原则，以灵枢思想为准则，复制在方药当中。只靠色脉，已经可以处方用药了，如果配合主诉，则可以基本实现自治体系药法系统内诊疗的客观性。

一、汤液脉法

双手诊脉："系统学诊脉，必须两手合诊，因整个圆运动的消息，须两手合诊，方能审察得出。又须三指斜下，次指按在浮部，中指按在中部，名指按在沉部。三部九候的诊法，只需三指斜下，三指同时由轻按而重按，由重按而再重按，再由重按而轻按，由轻按而再轻按，便将寸、关、尺三部九候的整个诊法得着。"（《圆运动的古中医学》）

定关：高骨下缘定关。（《诊宗三昧·脉位》）

脉位："两手六部，皆肺之经脉，特取以候五脏六腑之气耳，非五脏六腑所居之处也。"（李濒湖）

定呼吸："呼吸定息，脉五动。"（《素问平人气象论》）

太过与不及：浮取而大为太过，沉取而小为不及。《难经·三难》"曰：脉有太过，有不及，有阴阳相乘，有覆有溢，有关有格，何谓也？然：关之前者，阳之动也，脉当见九分而浮。过者，法曰太过；减者，法曰不及。"

盖谓六者足以定诸脉之纲领也："夫脉之小大滑涩浮沉，可以指别；五藏之象，可以类推；五藏相音，可以意识；五色微诊，可以目察。能合脉色，可以万全。"（《素问·五藏别论篇》）

其他脉素：

沉浮查阳气表里	温度查寒热对比
沉取轻举查气根	力度查阳气盛衰
高低查阳气位置	滑涩查气血流动
软硬查气之封藏	结代匀乱查滑涩
快慢查阴精虚实	大小查气血盛衰

常脉：

形同橄榄，	六脉若一
男左升右降，	女右升左降
男左心肝肾，	女右心肝肾
男左为阳，	女右为阳
男左为血，	女右为血
男左为营，	女右为营
男顺寸大，	女顺尺大
男顺左大，	女顺右大
取同身脉，	六脉若一

病脉：

太过不及，独处藏奸

张景岳云："此独字，即医中精一之义，诊家纲领莫切于此。"

"察九候独小者病，独大者病，独疾者病，独迟者病，独热者病，独寒者病，独陷下者病。"（《素问·三部九候论》）

"造化之气，三阳右降，三阴左升。右关寸偏大，气郁于上，病属不降，则现头胀、胸闷、耳聋、目眩诸病。左关尺偏大，气郁于下，病属不升，则现少腹满痛、泻利足软诸病。左关寸偏小，升力不足，升力不足者，下部阴水升不上来，则现心虚、惊骇、胆怯诸病。阴水升不上，水中火少也。右关尺偏小，降力不足，降力不足者，上部阳火降不下去，则现下寒阳虚完谷不化诸病。阳火降不下去，火中水少也。此诊整个圆运动升降之法也。"

"至于脉数属虚，中气不能调和四维也。脉数属热，热为火动之气，水少则火动也。脉迟属寒，火衰则动迟也。脉沉为病在里，故脉向里也。脉浮为病在表，故脉向表也。湿气多，则脉濡；湿气少，则脉细。津液多，则脉滑；津液少，则脉涩。收敛胜则脉紧；疏泄胜则脉缓。木气病则脉弦；金气病则脉短；火气病则脉洪；水气病则脉沉；土气病则脉代。气虚则脉虚，气实则脉实。脉大则病进，脉小则病退。脉有力则病盛，脉有神则不死，皆人身整个自然之现象也。"（《圆运动的古中医学》）

木不升，木小

- 肝经不升痛遗淋，痢痔血肛汗疝豚；
- 便气阴寒诸下热，带月癥半漏吹崩；
- 目舌消虫躁绝缩，诸风百病尽虚征；
- 陷而忽冲成阳亢，欲平阳亢降胆经。

木不降，木大

- 胆经不降呕咳胀，耳目额腮口齿项；
- 消冲拔肾又贼中，危哉寒下而热上；
- 协热下利与入室，往来亦非实邪状；
- 此经能决十一经，不独肝经升不畅。

火不升，火小

- 小肠不升分水难，腹痛尿赤大便白；
- 三焦不升水土寒，少腹干热乃木邪。

火不降，火大

- 心经不降神明惑，舌红非常并非热；
- 心包不降觉心烧，肾水增寒中土绝。

土不升，土小

- 脾经不升利清谷，满肿带浊脐下筑；
- 便血后重腰膝酸，关节湿疼冷手足；
- 身重口干不用肢，黄疸疟癥皆虚目；
- 脾是诸经升之关，肾肝不升脾反覆。

土不降，土大

- 胃经不降呕吐哕，嗳痞胀眩惊不寐；
- 血衄痰热与渴烦，浊带遗利鼓肿辈；
- 实则发狂或食停，其他皆是虚之类；
- 胃是诸经降之门，肺胆不降胃受累。

金不升，金小

- 大肠不升痔漏肛，泻利此经不尽管；
- 便坚肺胃痛肾寒，热实肠痈与外感。

金不降，金大

- 肺经不降咳痰短，汗百痿痛烦寒喘；
- 声泪涕喉肿晕鸣，胆胃肾痨殊非浅。

> ## 水不升，水小

- 肾经不升遗利寒，尻痛不寐坐不定；
- 口淡面灰冷命门，寒水克火阳亡论。

> ## 水不降，水大

- 膀胱不降恶寒甚，项背强直荣卫病；
- 小便病热非膀胱，不纳病寒肾责任。

　　当谓学医甚难，诊脉甚易，病太多，书太多，谈空理，故难也。在脉上寻辨法，有实在的证据，有原则的现象，故易也。将无书的病，无数的书，归纳于三指之下，以求切实的解决，此学中医的秘诀也。

——摘自《圆运动的古中医学》

二、终始脉法

　　《内经》中"人迎寸口对比诊脉法"，见于《素问·六节藏象论》及《灵枢经》中"终始""经脉""脉度""四时气""寒热病""禁服""五色"等篇经文中。根据现代解剖学的观点，人迎脉即颈总动脉，寸口脉即桡动脉。一般情况下，无论从解剖管径、血管的充盈度，还是脉搏跳动力量、血液流量，颈动脉是大于桡动脉的。如此说来，寸口脉是不能大于人迎脉的，而"人迎与寸口对比诊法"说之"盛者寸口大三倍于人迎""盛者寸口大再倍于人迎""盛者寸口大一倍于人迎"者等，一直是脉诊技术上的一个难题。

要解决这个技术难题，必须从其精神实质入手，就是辨别阴阳而定性。因此，经典中医自洽体系定义，凡是阳脉均属"人迎"，凡是阴脉均属"脉口"，再通过几"盛"而定量，从而达到定十二经的精准诊断目的，成为"终始脉法"，而相应的用药则称为"终始药法"。

九针之玄，要在终始

- 张景岳："凡诊脉施治，必先审阴阳，乃为医道之纲领。"
- "气口候阴，人迎候阳也。"人迎是阳脉的代表，脉口是阴脉的代表。
- 定性：阴阳盛衰。定量：五行之一二三盛。
- 盛则徒泻之，虚则徒补之。
- 不盛不虚，以经取之。

阴盛而阳虚，先补其阳，后泻其阴而和之；
阴虚而阳盛，先补其阴，后泻其阳而和之。

此以脉口人迎言阴阳也（愚按，与汤液脉法无关）。脉口盛者，阴经盛而阳经虚也，当先补其阳、后泻其阴而和之。人迎盛者，阳经盛而阴经虚也，当先补其阴、后泻其阳而和之。

一盛症状

胆足少阳之动病及所生病：

- 是动则病口苦，善太息，心胁痛，不能转侧，甚则面微有尘，体无膏泽，足外反热，是为阳厥。

- 是主骨所生病者，头痛，颔痛，目锐眦痛，缺盆中肿痛，腋下肿，马刀侠瘿，汗出振寒，疟，胸、胁、肋、髀、膝外至胫、绝骨、外踝前及诸节皆痛，小趾次趾不用。

- 为此诸病，盛则泻之，虚则补之，热则疾之，寒则留之，陷下则灸之，不盛不虚，以经取之。盛者，人迎大一倍于寸口，虚者，人迎反小于寸口也。

（如图一）

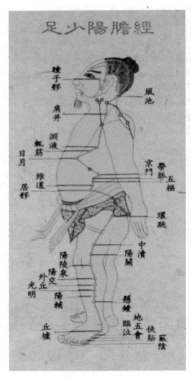

【图一】

肝足厥阴之动病及所生病：

- 是动则病腰痛不可以俛仰，丈夫㿗疝，妇人少腹肿，甚则嗌干，面尘，脱色。

- 是主肝所生病者，胸满，呕逆，飧泄，狐疝，遗溺，闭癃。

- 为此诸病，盛则泻之，虚则补之，热则疾之，寒则留之，陷下则灸之，不盛不虚，以经取之。盛者，寸口大一倍于人迎，虚者，寸口反小于人迎也。
  （如图二）

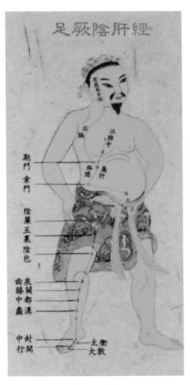

【图二】

一盛而燥症状

三焦手少阳之动病及所生病：

- 是动则病耳聋浑浑焞焞，嗌肿，喉痹。

- 是主气所生病者，汗出，目锐眦痛，颊痛，耳后、肩、臑、肘、臂外皆痛，小指次指不用。

- 为此诸病，盛则泻之，虚则补之，热则疾之，寒则留之，陷下则灸之，不盛不虚，以经取之。盛者，人迎大一倍于寸口，虚者，人迎反小于寸口也。
（**如图三**）

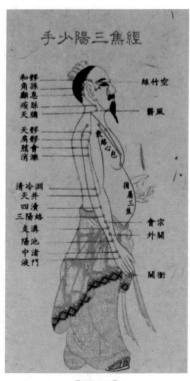

【图三】

心主手厥阴心包络之动病及所生病：

- 是动则病手心热，臂肘挛急，腋肿，甚则胸胁支满，心中憺憺大动，面赤，目黄，喜笑不休。

- 是主脉所生病者，烦心，心痛，掌中热。

- 为此诸病，盛则泻之，虚则补之，热则疾之，寒则留之，陷下则灸之，不盛不虚，以经取之。盛者，寸口大一倍于人迎，虚者，寸口反小于人迎也。
  （如图四）

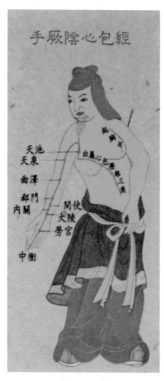

【图四】

二盛症状

膀胱足太阳之动病及所生病：

- 是动则病冲头痛，目似脱，项如拔，脊痛，腰似折，髀不可以曲，腘如结，踹如裂，是为踝厥。

- 是主筋所生病者，痔、疟、狂、癫疾，头囟项痛，目黄、泪出，鼽衄，项、背、腰、尻、腘踹、脚皆痛，小趾不用。

- 为此诸病，盛则泻之，虚则补之，热则疾之，寒则留之，陷下则灸之，不盛不虚，以经取之。盛者，人迎大再倍于寸口，虚者，人迎反小于寸口也。
（如图五）

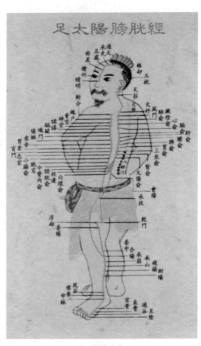

【图五】

肾足少阴之动病及所生病：

- 是动则病饥不欲食，面如漆柴，咳唾则有血，喝喝而喘，坐而欲起，目䀮䀮如无所见，心如悬若饥状。气不足则善恐，心惕惕如人将捕之，是为骨厥。

- 是主肾所生病者，口热，舌干，咽肿，上气，嗌干及痛，烦心，心痛，黄疸，肠澼，脊股内后廉痛，痿厥，嗜卧，足下热而痛。

- 为此诸病，盛则泻之，虚则补之，热则疾之，寒则留之，陷下则灸之，不盛不虚，以经取之。灸则强食生肉，缓带披发，大杖重履而步。盛者，寸口大再倍于人迎，虚者，寸口反小于人迎也。

（如图六）

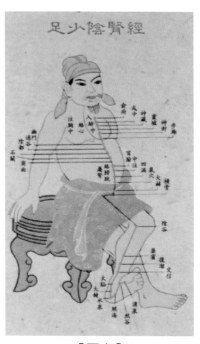

【图六】

二盛而燥症状

小肠手太阳之动病及所生病：

- 是动则病嗌痛，颔肿，不可以顾，肩似拔，臑似折。

- 是主液所生病者，耳聋、目黄，颊肿，颈、颔、肩、臑、肘、臂外后廉痛。

- 为此诸病，盛则泻之，虚则补之，热则疾之，寒则留之，陷下则灸之，不盛不虚，以经取之。盛者，人迎大再倍于寸口，虚者，人迎反小于寸口也。
  （如图七）

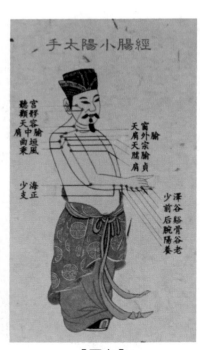

【图七】

心手少阴之动病及所生病：

- 是动则病嗌干，心痛，渴而欲饮，是为臂厥。

- 是主心所生病者，目黄，胁痛，臑臂内后廉痛厥，掌中热痛。

- 为此诸病，盛则泻之，虚则补之，热则疾之，寒则留之，陷下则灸之，不盛不虚，以经取之。盛者，寸口大再倍于人迎，虚者，寸口反小于人迎也。
  （如图八）

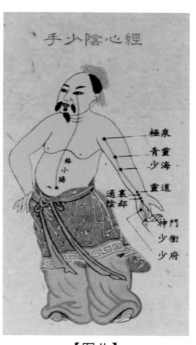

【图八】

三盛症状

胃足阳明之动病及所生病：

- 是动则病洒洒振寒，善伸，数欠，颜黑，病至则恶人与火，闻木声则惕然而惊，心欲动，独闭户塞牖而处。甚则欲上高而歌，弃衣而走，贲响腹胀，是为骭厥。

- 是主血所生病者，狂疟温淫，汗出，鼽衄，口喎，唇胗，颈肿，喉痹，大腹水肿，膝膑肿痛，循膺乳、气冲、股、伏兔、骭外廉、足跗上皆痛，中趾不用。气盛则身以前皆热，其有余于胃，则消谷善饥，溺色黄；气不足则身以前皆寒栗，胃中寒则胀满。

- 为此诸病，盛则泻之，虚则补之，热则疾之，寒则留之，陷下则灸之，不盛不虚，以经取之。盛者，人迎大三倍于寸口，虚者，人迎反小于寸口也。
（如图九）

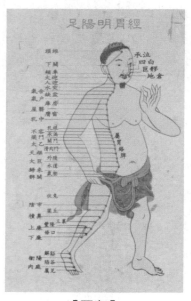

【图九】

脾足太阴之动病及所生病：

- 是动则病舌本强，食则呕，胃脘痛，腹胀，善噫，得后与气，则快然如衰，身体皆重。

- 是主脾所生病者，舌本痛，体不能动摇，食不下，烦心，心下急痛，溏瘕泄，水闭，黄疸，不能卧，强立，股膝内肿厥，足大趾不用。

- 为此诸病，盛则泻之，虚则补之，热则疾之，寒则留之，陷下则灸之，不盛不虚，以经取之。盛者，寸口大三倍于人迎，虚者，寸口反小于人迎也。

（如图十）

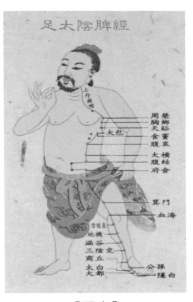

【图十】

三盛而燥症状

大肠手阳明之动病及所生病：

- 是动则病齿痛，颈肿。

- 是主津液所生病者，目黄，口干，鼽衄，喉痹，肩前臑痛，大指次指痛不用，气有余则当脉所过者热肿；虚则寒栗不复。

- 为此诸病，盛则泻之，虚则补之，热则疾之，寒则留之，陷下则灸之，不盛不虚，以经取之。盛者，人迎大三倍于寸口；虚者，人迎反小于寸口也。
（**如图十一**）

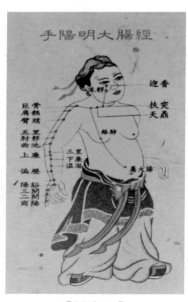

【图十一】

肺手太阴之动病及所生病：

- 是动则病肺胀满，膨胀而喘咳，缺盆中痛，甚则交两手而瞀，此为臂厥。

- 是主肺所生病者，咳，上气，喘渴，烦心，胸满，臑臂内前廉痛厥，掌中热。气盛有余，则肩背痛，风寒汗出中风，小便数而欠。气虚则肩背痛，寒，少气不足以息，溺色变。

- 为此诸病，盛则泻之，虚则补之，热则疾之，寒则留之，陷下则灸之，不盛不虚，以经取之。盛者，寸口大三倍于人迎，虚者，则寸口反小于人迎也。

（如图十二）

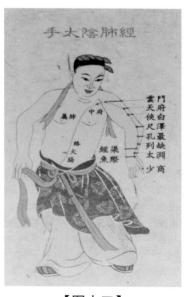

【图十二】

根据自洽体系左右模型理论，男子左为人迎，右为脉口，女子相反；寸属阳为人迎，尺为脉口。所以，男子左侧脉整体大于右侧脉为人迎盛，右侧脉总体大于左侧脉为脉口盛；双寸脉大于双尺脉为人迎盛，双尺脉大于双寸脉为脉口盛。然后可根据症状或者其他脉素定手足阴阳经而达到定量目的，症状系统根据《经脉》整理。

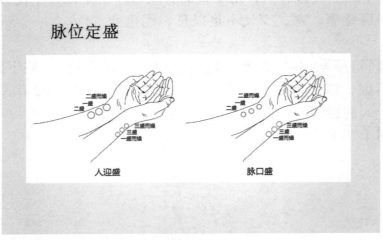

脉位定盛

人迎盛　　　　脉口盛

终始脉转归趋势

阳盛 — 阳虚 — 阴盛 — 阴虚 — 阴阳俱虚

入腑 — 腑虚 — 入脏 — 脏虚 — 脏腑俱虚

脉法总结

终始脉法
➡ 阴阳脉法
➡ 大小缓急
➡ 线性改变
➡ 正邪相争
➡ 一脉二病
➡ 先补后泻

汤液脉法
➡ 五行脉法
➡ 太过不及
➡ 独处藏奸
➡ 本经自病
➡ 一脉一病
➡ 主穴原则

经典中医自洽体系

SELF-CONSISTENT SYSTEM OF CLASSICAL CHINESE MEDICINE

一盛简方

人迎一盛方
桂枝 8
龙胆草 8
栀子 3
生姜 3
黄连 7

脉口一盛方
枳实 8
吴茱萸 8
熟地 7

相火太过人迎一盛而燥方
山茱萸 1
生地 6
旋覆花 6
肉桂 2

相火不及脉口一盛而燥方
黄连 7
桂枝 7
莲白 2

二盛简方

人迎二盛方
旋覆花 7
竹叶 7
木通 2

脉口二盛方
熟地 6
滑石 6
木通 1

人迎二燥方
黄连 7
肉桂 2

脉口二燥方
茯苓 6
白术 6
桂枝 1

三盛简方

人迎三盛方
五味子 9
人参 10
生地 10
牡丹皮 5

脉口三盛方
葶苈子 9
黄芪 9
大黄 4
附子 10

人迎三燥方
升麻 4
沙参 5

脉口三燥方
麦门冬 10

一盛经方

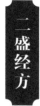

人迎一盛方
补肝汤
左归饮
（大补心包汤）

人迎一燥（相火太过）
龙胆泻肝汤

脉口一盛方
泻肝汤

脉口一燥（相火不及）
右归饮
吴茱萸汤
（大泻心包汤）

二盛经方

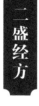

人迎二盛方
补心汤
八正散

人迎二燥方
泻心汤

脉口二盛方
补肾汤
枳实薤白桂枝汤
五苓散

脉口二燥方
泻肾汤
泻心汤

三盛经方

人迎三盛方
补肺方
承气汤
补中益气汤
益胃汤

人迎三燥
补肺方
清胃散

脉口三盛方
泻肺汤
补脾方

脉口三燥
大泻脾方
泻脾方
清胃散

不盛不虚，以经取之

阳气者，生于尺而动于寸；

阴气者，生于寸而动于尺。

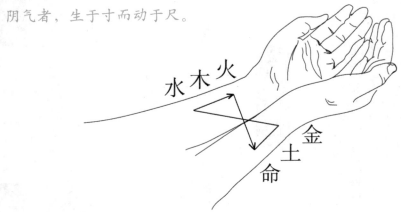

河图者，中医学之系统也

太过：浮、实、大、硬、慢、长为降不利；

不及：沉、弱、小、软、快、短为升不足。

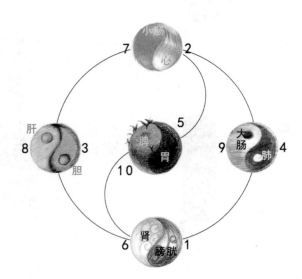

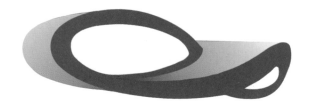

【脉气也按"8"字形运行，为双螺旋规律体现】

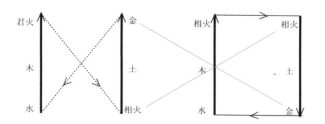

【脉上"8"字形转换为圆，则阴侧实为降支】

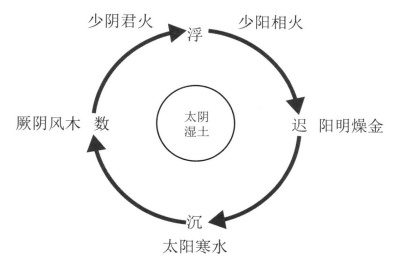

【脉上圆运动：君火以明，相火以位】

阴木不升，左关不及：桂枝

阳木不降，左关太过：枳实

阳火不升，左寸不及：旋覆花

阴火不降，左寸太过：黄连

阴土不升，右关不及：人参

阳土不降，右关太过：生姜

阳金不升，右寸不及：细辛

阴金不降，右寸太过：五味子

阴水不升，左尺不及：地黄

阳水不降，左尺太过：茯苓

相火不升，右尺不及：附子

相火不降，右尺太过：泽泻

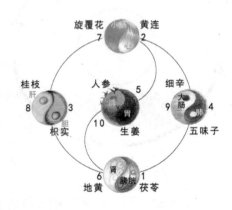

阴土不升，右关不及：干姜；升麻

阳土不降，右关太过：大黄；厚朴

阴木不升，左关不及：桂枝；柴胡

阳木不降，左关太过：黄芩；吴茱萸

阳火不升，左寸不及：薤白；小麦

阴火不降，左寸太过：黄连；肉桂

阳金不升，右寸不及：黄芪；薄荷

阴金不降，右寸太过：石膏；杏仁

阴水不升，左尺不及：熟地；旱莲草

阳水不降，左尺太过：猪苓；怀牛膝

相火不升，右尺不及：附子

相火不降，右尺太过：黄柏

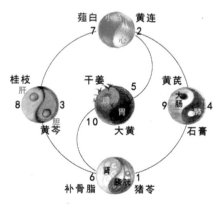

【温升凉降药】

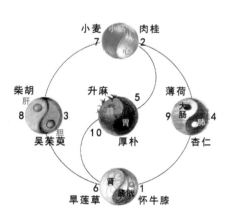

【凉升温降药】

汤液补泻方调脉法

阴土不升，右关不及：补脾汤
阳土不降，右关太过：泻脾汤

阴木不升，左关不及：补肝汤
阳木不降，左关太过：泻肝汤

阳火不升，左寸不及：补心汤
阴火不降，左寸太过：泻心汤

阳金不升，右寸不及：补肺汤
阴金不降，右寸太过：泻肺汤

阴水不升，左尺不及：补肾方
阳水不降，左尺太过：泻肾汤

相火不升，右尺不及：玄武汤
相火不降，右尺太过：朱雀汤

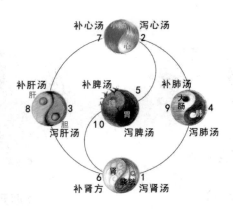

阴土不升，右关不及：四逆散

阳土不降，右关太过：四逆汤

阴木不升，左关不及：桂枝汤

阳木不降，左关太过：吴茱萸汤

阳火不升，左寸不及：枳实薤白桂枝汤

阴火不降，左寸太过：泻心汤

阳金不升，右寸不及：补中益气汤

阴金不降，右寸太过：麦门冬汤

阴水不升，左尺不及：六味地黄汤

阳水不降，左尺太过：八正散

相火不升，右尺不及：右归饮

相火不降，右尺太过：左归饮

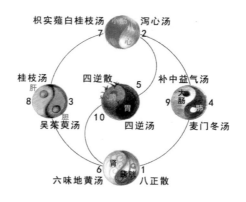

终始药法整体思路

定性　➡　定量　➡　定经　➡　定药
大小　　　是动　　　缓急　　　两一
阴阳　　　五行　　　手足　　　药精

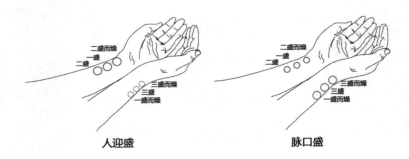

人迎盛　　　　　脉口盛

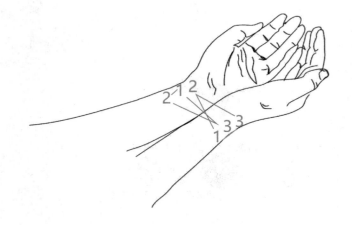

第八章：象数用方法则

『第八章』
象数用方法则

《素问注证发微》："术数者，修养之法则也。上古之人，为圣人而在上者，能知此大道而修之，法天地之阴阳，调人事之术数。"

每首经方，都有自己的象和数。方为方向，向者象也，象为病机、病位、药物的性味。经方更重要的还有数。由于有数量的限制，经方法度严谨，难以加减，失之毫厘，差以千里。实际上，经方中的任何一个因素，如药物的选用、煎煮法、服法都有玄机，变动之则影响疗效。象为经方的病机及病位藏腑，数为剂量，即方中药物的重量。

经方的术数秘密，在汉代，汤液家未能主动公开，与中医严密的师承授受方式有关。经方五味配伍细节（调和之事，必以甘酸苦辛咸，先后多少）到底如何？非授受相承，非执业此经，不能得其奥秘。

经方是象数一体，象数规律是经方的普遍法则，它揭示了经方与其他方剂的重要区别，揭示经方的象数规律，可以破解经方剂量与病机关系的千古之谜。象数在经方使用中，贯穿各个环节，比如配伍、剂量、时间、标本等，对临床使用经方、遣方用药有重要的指导意义。

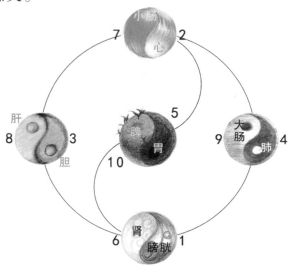

【河图为太极的数理模型】

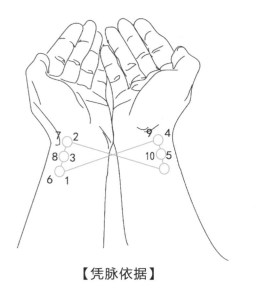

【凭脉依据】

经典中医自洽体系

SELF-CONSISTENT SYSTEM OF
CLASSICAL CHINESE MEDICINE

凭脉依据河图数定颗粒剂药量

剂量：

- 经方颗粒单位量为克。

- 单药用其气，剂量宜轻不宜重，在1克之内。

- 也可以根据子母关系调整剂量。

- 10为死数，应避免。

古人服药活法

- 在上不厌频而少，在下不厌顿而多；

- 少服则滋药于上，多服则峻补于下。

古人服药有法

- 病在心上者，先食而后药；

- 病在心下者，先药而后食。

- 病在四肢者，饥食而在旦；

- 病在骨髓者，饱食而在夜。

服用时间

- 上午用偏阳的方药，下午用偏阴的方药；

- 治疗上焦，饭后服药，治疗下焦，饭前服药。

经络最佳服药时间

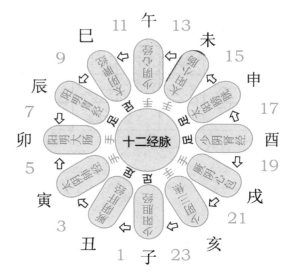

腑最佳服药时间

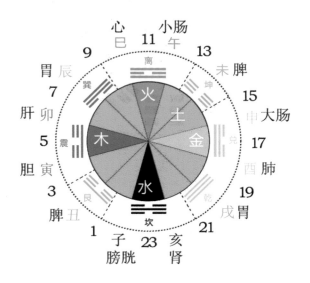

地支五行分类

五行	木		火		土		金		水	
阴阳	阳	阴	阳	阴	阳	阴	阳	阴	阳	阴
地支	寅	卯	午	巳	辰戌	丑未	申	酉	子	亥
脏		肝		心		脾		肺		肾
腑	胆		小肠		胃		大肠		膀胱	

象数配药法

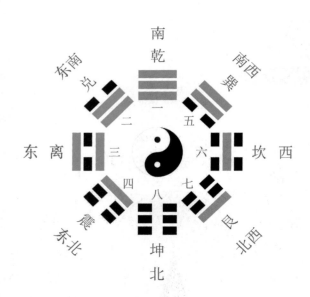

象数范例

意	上	下
天地定位	1	8
雷风相搏	4	5
山泽通气	7	2
水火既济	6	3
水土合德	6	8
金水相生	2	6
火土一家	3	8

六十四卦方图

	天	泽	火	雷	风	水	山	地
天	乾	履	同人	无妄	姤	讼	遁	否
泽	夬	兑	革	随	大过	困	咸	萃
火	大有	睽	离	噬嗑	鼎	未济	旅	晋
雷	大壮	归妹	丰	震	恒	解	小过	豫
风	小畜	中孚	家人	益	巽	涣	渐	观
水	需	节	既济	屯	井	坎	蹇	比
山	大畜	损	贲	颐	蛊	蒙	艮	剥
地	泰	临	明夷	复	升	师	谦	坤

六十四卦数字表

	1	2	3	4	5	6	7	8
1	1 1	2 1	3 1	4 1	5 1	6 1	7 1	8 1
2	1 2	2	3 2	4 2	5 2	6 2	7 2	8 2
3	1 3	2 3	3	4 3	5 3	6 3	7 3	8 3
4	1 4	2 4	3 4	4	5 4	6 4	7 4	8 4
5	1 5	2 5	3 5	4 5	5	6 5	7 5	8 5
6	1 6	2 6	3 6	4 6	5 6	6	7 6	8 6
7	1 7	2 7	3 7	4 7	5 7	6 7	7	8 7
8	1 8	2 8	3 8	4 8	5 8	6 8	7 8	8

急则治其标，缓则治其本

《标本论》

- 凡治病者，必先治其本，后治其标。若先治其标，后治其本，邪气滋甚，其病益蓄。若先治其本，后治其标，虽病有十数证皆去矣。

- 从前来者为实邪，从后来者为虚邪，此子能令母实，母能令子虚是也。治法云：虚则补其母，实则泻其子。

本而标之，先治其本，后治其标

- 既肝受火邪，先于肝经五穴中泻荥火，行间穴是也。后治其标者，于心经五穴内泻荥火，少府穴是也。

- 以药论之，入肝经药为之引，用泻心火药为君，是治实邪之病也。

- 假令肝受肾邪，是从后来者，为虚邪，虚则当补其母。既受水邪，当先于肾经涌泉穴，补木，是先治其标。后于肝经曲泉穴中泻水，是后治其本。此先治其标者，推其至理，亦是先治其本也。

- 以药论之，入肾经药为引用，补肝经药为君是也。

标与本含义：以正邪来说，正气为本，邪气为标；以疾病来说，病因为本，症状是标；以病位来说，内脏为本，体表为标；以发病先后来说，先病为本，后病为标。

第九章：『难经』命门方证

『第九章』
《难经》命门方证

最早的命门提法：《灵枢》"命门者，目也"。命门作为一个独立的藏腑，最早见于《难经》，曰："八难曰，寸口脉平而死者，何谓也？然：诸十二经脉者，皆系于生气之原。所谓生气之原者，谓十二经之根本也，谓肾间动气也。此五藏六腑之本，十二经脉之根，呼吸之门，三焦之原。一名守邪之神。故气者，人之根本也，根绝则茎叶枯矣。寸口脉平而死者，生气独绝于内也。"进而将《内经》中属水的尺脉分了阴阳，"三十六难曰，五藏亦有六藏者，谓肾有两藏也，其左者为肾，右为命门，命门者精神之所舍也，男子以精，女子以系胞，其气通于肾，故言藏有六也。"笔者认为，此处左右则是指肾与命门在双尺脉上的分布。

千年后，金元四大家将"君火以明，相火以位"引入象之中，首创命门相火说。《素问·病机气宜保命集·病机论》曰："左肾属水，男子精，女子以系胞；右肾属火，游行三焦，兴衰之道由于此，故七节之傍，中有小心，是言命门相火也。"刘完素首创命门属火说，将前代医家以温肾治疗虚寒的方法也纳入命门理论的范围。易水学派的创立者张元素在同一时期也论及命门相火，并进一步将之与"元气"联系起来，认为"命门为相火之源，天地之始，精生血，……主三焦元气"。12世纪以后便逐渐达到命门学说发展的高潮，以温补学派的孙一奎、赵献可、张景岳三家之论最为卓著，成为独立于《内经》五藏体系之外的又一新藏象体系。

命门－元气－三焦学说始于《难经》，成熟于金元时期，成为象学另一新理论体系的核心内容。《难经》元气论的提出，使《内经》关于气的理论不仅系统化了，而且使其内涵也更加深广。从脉学的角度看，在针药调脉体系中，补充了"命门"脉的理论和技术空缺。

命门 >>>

孙一奎为命门三大家中最早的一位，创立"命门动气"学说。结合《难经》元气论来阐发命门。同时摆脱了《难经》"左肾右命门"的窠臼，提出："命门乃两肾中间之动气，非水非火，乃造化之枢纽，阴阳之根蒂，即先之太极。五行由此而生，脏腑以继而成"（《医旨绪余》）。命门为"太极之本体"，先于藏腑的存在，是生成五藏六腑的根源所在。

赵献可提出君主命门说，认为命门位处两肾中间，彻底与肾藏脱离，而成为主宰十二官的"真君真主"，其功能位于五藏六腑之上，"主宰先天之体"，有"流行后天之用"。用"坎"卦解释肾与命门二者之间的关系，认为两肾有形属水；命门无形属火，其位居两肾中间，即"一阳陷于二阴之中"，阴中有阳才能化气而产生生命，而命门之火的作用则始终居于主导地位。

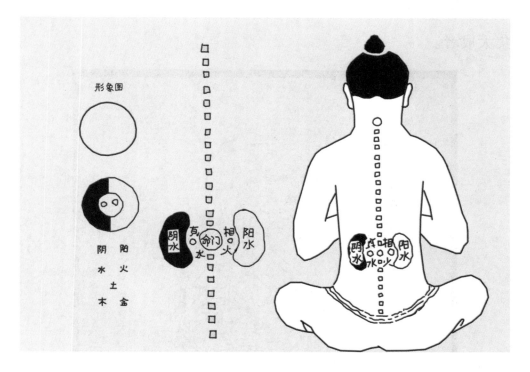

张景岳在总结前人成就的基础之上，对命门学说进行了系统深入的论述及阐发，提出"水火命门"学说。张景岳大量运用太极阴阳理论阐述命门，认为命门为人身之太极，是人体生命的本源，统括阴阳、五行和精气。同时，命门兼具水火，阴阳本同一气，水火之于人身，即是阴阳精气，从而把人体阴阳、精气与水火有机地联系了起来。张景岳的水火命门学说结合易学思想把中医学的阴阳理论发展到了一个崭新的高度，从太极一气到两仪阴阳，化生"先天无形之阴阳"，继而再生成"后天有形之阴阳"，以元阳之火论生命活动的功能，以真阴之水论气血津液和腑，以水火的关系体现阴阳互根、互用与相互制化的思想，在其著作中，阴阳互根、水火同源、精气互生的理论贯穿始终。张景岳的水火命门学说，将阴阳、水火、精气的理论与命门学说有机地联系在一起，使之达到了前所未有的高度及水平，成为明代命门理论的集大成者。

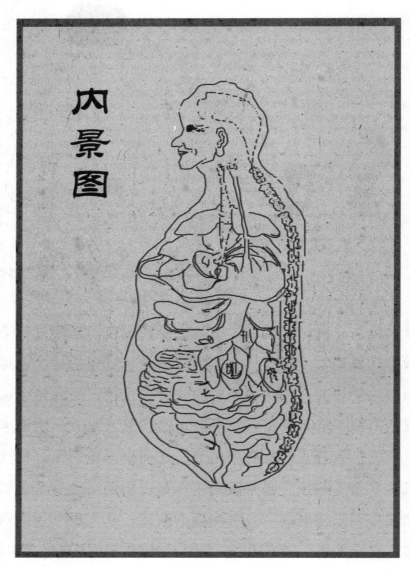

三焦 ▶▶▶

"三焦"在《内经》中的作用也较为单纯，主要是作为水液与气的运行通道，为有形说。张景岳："三焦者，确有一腑，盖脏腑之外，躯壳之内，包罗诸藏，一腔之大腑也。"

《难经》中，"三焦"被单独提出加以讨论，并被赋予了更多的功能与特性。"有名而无形""不属于五"，与其他五腑不同，故称为"外府"，无形说为功能系统。有形与无形为体用关系。对于三焦的生理功能，《内经》主要强调三焦为气血与水液运行通道的功能；《难经》的发展则强调了三焦具有"主持诸气"的作用——"三焦者，原气之别使也，主通行三气，经历于五藏六腑"。

元气 ▶▶▶

《难经》提出三焦可通行作为人身生命之本的"元气"，"所以府有六者，谓三焦也，有原气之别焉，主持诸气，有名而无形，其经属手少阳。此外府也，故言府有六焉。"

"三焦所行之俞为原者，何也？然。脐下肾间动气者，人之生命也，十二经之根本也，故名曰原。三焦者，原气之别使也，主通行三气，经历于五六腑。原者，三焦之尊号也。故所止辄为原，五六腑之有病者，皆取其原也。"

"元气"即"肾间动气"，后世医家又称其为"原气"，是人体最基本、最重要的气，是人体生命活动的原动力，"所谓生气之原者，谓十二经之根本也，谓肾间动气也。此五脏六腑之本，十二经脉之根，呼吸之门，三焦之原，一名守邪之神。"元气既称肾间动气，当产生于肾中所之精气，因而其产生部位在"命门"中，"命门者，……原气之所系也。"命门作为一，也因此成为人身之根本。

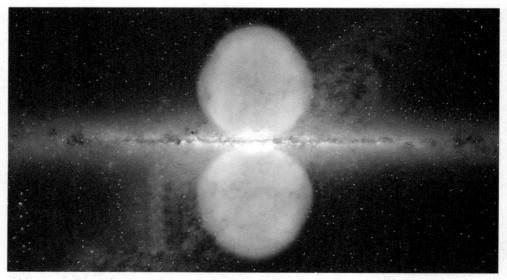

【宇宙奇点发动机】

元气为人体最根本的气，是生命活动的原动力。元气根于肾，通过三焦别入十二经脉而达于五脏六腑，故称三焦为元气之别使。《中经·论三焦虚实寒热生死逆顺脉证之法》："三焦者，人之三元之气也，号曰中清之腑，总领五藏六腑、营卫、经络、内外、左右、上下之气也。三焦通，则内外左右上下皆通也，其于周身灌体，和内调外，营左养右，导上宣下，莫大于此也。"因为三焦通行元气于全身，是人体之气升降出入的通道，亦是气化的场所，故称三焦有主持诸气、总司全身气机和气化的功能。

被剪断的树叶在克良相机的照片中，仍然显示完整的能量场，说明能量场并不因为实体物质的破坏而破坏。这也可以解释人体的幻肢痛，针灸仍然有效的原因。

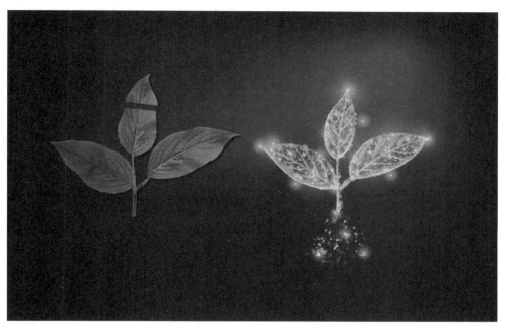

命门学说用药原则及代表方剂

温通阳气：

右归饮（张景岳），金匮肾气丸（赵献可推荐），附子理中汤等；

三焦气化：

桂枝汤，五苓散，真武汤，四逆散等；

大补元气：

补中益气汤（李东垣），壮元汤（孙一奎），十全大补丸等；

滋阴降相：

左归饮（张景岳），地黄饮子（刘完素），大补阴丸系列（朱丹溪）。

命门包含真阳真阴的特性，温补时阳中有阴，养阴时不忘扶阳，用于治疗命门火衰、火不生土、邪留命门、真阴、真阳不足等证。

命门－元气－三焦概念的提出如此超前，以至于在其后的一千年当中无人响应。直到人类对于宇宙黑洞、白洞及宇宙能量循环有了深刻认识的今天，再重新认识命门－元气－三焦学说，不得不为古人的智慧所叹服。

当今扶阳一派，实为难经一支。郑钦安《医理真传》中，把坎卦解释为乾分一气落于坤中所形成，这一气就是真阳。这个真阳又被称为相火，必须要安于本位，既相火以位，一旦相火不在其位，就称其为邪。

产生坎的同时，又形成了离，再由坎离两卦的相互交合最后化生了中土。水土合德，实际上就是坎和极。因为极就是水土合德的一个象征。坎属水，是由乾分一气落于坤而来，形成了坎。所以坎包含了坤土在里面，包含了水在里面。以坤为体，乾为用，便产生了先天和后天，坎水为先天，坤土为后天。

人体之阴阳，必须在阳为主导的前提下达到阴阳两者的协调。二者才能达到一种平和的状态。所以扶阳之四逆法是在气的层面上去合阴阳，专于人身一点元气来立法、立方。元气，就是人体的根本之气，为阴阳和合之气。

附子：辛、温，大热，有毒，至刚至烈，可担当补坎中真阳的重任，也可补先天乾元之气。

干姜：其性温而散，群阴阻塞三焦，通过干姜的辛散才能够打开这个阻塞。干姜的散就为附子的透达到极上创造条件，才能够达到温扶坎中一阳之作用。干姜还可以演变出桂枝法，温通三焦，振奋中阳，为四逆的纳下、收功做准备。

甘草：其味甘、色黄，它是禀坤气最全的一味药，生则半阴半阳，炙甘草则为纯阳之品。一旦阳气归舍，达到水底，附子就达到了极上。再用甘草去扶土，使立极之火能够伏在里面。坎即阴阳和合之象。

四逆法即阴阳和合之法、迎阳归舍之纳下归根之法，亦是收工之法。是《难经》命门－元气－三焦学说具体应用的典范。

参考书目

1/ 《易经》

2/ 《黄帝内经》

3/ 《难经》

4/ 《辅行诀藏腑用药法要》

5/ 《伤寒论》

6/ 《四圣心源》

7/ 《汤液本草》

8/ 《圆运动的古中医学》